Auch Männer haben Zyklus

Das (MMS) männliche Miesmacher-Syndrom

Der Einfluss des männlichen Zyklus auf die Beziehung und Familienplanung Ein humorvolles, aber fundiertes Buch, das untersucht, wie sich auch der Hormonhaushalt von Männern (ja, auch sie haben einen!) auf ihre Emotionen, das Familienleben und die Unterstützung während der Schwangerschaft auswirken kann.

Alma Arnold

Inhalt

Im folgenden Buch wirst du häufiger auf Wiederholungen stoßen. Diese Wiederholungen sind absichtlich gewählt und dienen mehreren wichtigen Zwecken. Erstens unterstützen sie das Verständnis, indem sie die engen Zusammenhänge zwischen den Themen verdeutlichen. Oftmals ist es hilfreich, bestimmte Konzepte oder Ideen mehrmals zu betrachten, um ihre Bedeutung und Relevanz besser zu erfassen.

Zweitens helfen die Wiederholungen, die Informationen zu festigen. Indem wir die zentralen Punkte immer wieder aufgreifen, wird das Wissen gefestigt und du kannst die Inhalte leichter im Gedächtnis behalten. Schließlich fördern die Wiederholungen ein vertieftes Lernen und Ermöglichen es dir, die Erklärungen aus unterschiedlichen Perspektiven zu betrachten.

Wir hoffen, dass du von dieser Struktur profitierst und die Themen dadurch klarer und nachvollziehbarer werden.

Vorwort: Willkommen im Zyklus-Club, Männer!

Eine Einführung in die Welt der männlichen Hormone – und warum auch du einen „Zyklus" hast, ob du es glaubst oder nicht.

Willkommen in der Welt der Hormone – und ja, bevor du fragst, auch du bist ein Teil davon! Du hast bestimmt schon einmal von den „Tagen" einer Frau gehört, und vielleicht hast du dich dabei gefragt, ob Hormone wirklich so einen großen Einfluss haben können. Aber was wäre, wenn ich dir sage, dass auch du zyklische Veränderungen erlebst – auf deine ganz eigene, männliche Art? Klingt überraschend, oder?

Keine Sorge, dieses Buch wird dir nicht die klassische „Hormonkunde für Anfänger" aufs Auge drücken. Stattdessen wirst du auf humorvolle Weise in die Welt deiner eigenen Hormone eingeführt – und die ist mindestens genauso spannend, wie du vielleicht denkst. Denn auch Männer haben hormonelle Schwankungen, und diese wirken sich auf deine Laune, dein Energielevel und sogar deine Beziehung aus.

Es wird Zeit, die Spielregeln zu verstehen! Dein Testosteronlevel schwankt nicht nur im Tagesverlauf, sondern auch saisonal und monatlich. Das hat Einfluss darauf, wie du dich fühlst, wie motiviert du bist und wie gut du mit deinem Alltag – und deiner Partnerin – klarkommst. In diesem Buch geht es darum, diese hormonellen Höhen und Tiefen zu erkennen und zu verstehen, damit du nicht nur mit den natürlichen Schwankungen besser umgehen kannst, sondern vielleicht sogar ein paar zusätzliche Punkte auf der Beziehungs-Anzeigetafel sammelst!

Mach dich bereit für eine Reise durch die männliche Hormonwelt – mit Humor, praktischen Tipps und einem völlig neuen Blick auf dich selbst.

Kapitel 1: Testosteron – Der Starspieler deines Teams

Wie Testosteron deinen Alltag beeinflusst und warum du manchmal Superheld und manchmal Couchkartoffel bist. Ein Blick auf die monatlichen und täglichen Schwankungen im Hormonspiegel.

Lass uns über das große T reden: Testosteron, das Hormon, das Männer zu Helden macht – zumindest in den richtigen Momenten. Wenn Testosteron auf deinem Spielfeld mitspielt, fühlst du dich unbesiegbar, fast wie der Ronaldo deines Hormon-Teams. Es treibt dich zu Höchstleistungen, sei es beim Sport, im Job oder – ja, genau – im Bett. Doch auch der beste Starspieler hat mal seine schwachen Momente, und genau das ist der Punkt: Dein Testosteronspiegel ist nicht immer gleich hoch. Er schwankt – und das täglich, monatlich und im Laufe deines Lebens.

Die täglichen Schwankungen: Morgens ein Löwe, abends ein Kater

Wusstest du, dass dein Testosteronspiegel morgens am höchsten ist? Das erklärt, warum du nach dem Aufwachen oft voller Energie bist, bereit, die Welt zu erobern. Dein Testosteron ist auf seinem Höhepunkt und bringt dein Selbstbewusstsein und deine physische Kraft auf ein Maximum. Kein Wunder, dass du dich morgens besonders produktiv fühlst – oder vielleicht auch besonders sexy. Diesen Effekt kannst du nutzen: Frühsport, wichtige

Meetings oder kreative Aufgaben sind am Morgen am besten aufgehoben.

Aber wie jeder Starspieler, braucht auch Testosteron seine Pausen. Im Laufe des Tages sinkt der Spiegel langsam ab, sodass du gegen Abend oft merkst, dass du dich eher nach einer ruhigen Runde Netflix als nach einem Marathonlauf sehnst. Das ist völlig normal, und an solchen Abenden solltest du dich nicht schuldig fühlen, wenn du die Couch mal als deinen besten Freund ansiehst.

Die monatlichen Schwankungen: Ja, auch Männer haben einen „Zyklus"

Zwar hast du keine Monatsblutungen, aber das bedeutet nicht, dass du keine hormonellen Schwankungen durchmachst. Studien haben gezeigt, dass der Testosteronspiegel bei Männern zyklisch verläuft, wobei er in einem Rhythmus von etwa vier bis sechs Wochen schwanken kann. In den Hochphasen fühlst du dich energiegeladen und abenteuerlustig, aber wenn der Spiegel absinkt, können Müdigkeit und Reizbarkeit zunehmen.

Diese „männlichen Tage" machen sich subtil bemerkbar: Vielleicht bemerkst du, dass du an bestimmten Tagen schneller genervt bist oder dich weniger selbstsicher fühlst. In diesen Phasen sinkt der Testosteronspiegel, und es lohnt sich, achtsam mit dir selbst umzugehen. Du musst nicht immer Vollgas geben – ein bisschen Rückzug und Entspannung können Wunder wirken, um wieder aufzutanken.

Langfristige Veränderungen: Der Testosteron-Peak und der natürliche Abfall

Testosteron ist nicht nur für schnelle Spitzen zuständig, sondern unterliegt auch langfristigen Veränderungen. Der höchste Testosteronspiegel bei Männern tritt typischerweise zwischen dem 20. und 30. Lebensjahr auf. Danach beginnt er langsam zu sinken – etwa 1% pro Jahr ab dem 30. Lebensjahr. Jetzt keine Panik: Das bedeutet nicht, dass du mit 40 plötzlich keine Energie mehr hast oder nicht mehr leistungsfähig bist. Es bedeutet nur, dass du achtsamer mit deinem Körper und deinem Lebensstil umgehen solltest, um dein Testosteron optimal zu nutzen.

Die gute Nachricht: Es gibt viele Wege, deinen Testosteronspiegel auf natürliche Weise zu unterstützen. Regelmäßiger Sport – vor allem Krafttraining – hilft, Testosteron zu steigern. Eine gesunde Ernährung mit ausreichend Zink (zu finden in Fleisch, Fisch, Nüssen) kann ebenfalls helfen. Auch guter Schlaf ist entscheidend – während der Nachtruhe wird der größte Teil deines täglichen Testosterons produziert.

Medizinische Einblicke: Testosteron und deine Gesundheit

Testosteron spielt eine zentrale Rolle in vielen Bereichen deines Körpers und ist weitaus mehr als nur das „Muskelhormon". Es beeinflusst nicht nur deine Muskelmasse und Knochendichte, sondern hat auch tiefgreifende Auswirkungen auf deine Stimmung, Libido, Konzentrationsfähigkeit und sogar auf dein Herz-Kreislauf-System.

Dieses Hormon wird hauptsächlich in den Hoden (bei Männern) und in geringeren Mengen in den Nebennieren produziert. Es ist nicht nur für die Entwicklung der männlichen Geschlechtsmerkmale verantwortlich, sondern reguliert eine Vielzahl wichtiger Prozesse. Zum Beispiel sorgt Testosteron dafür, dass Muskelgewebe aufgebaut und erhalten bleibt. Es steigert die Proteinsynthese und hilft, die Knochendichte zu stärken. Ein niedriger Testosteronspiegel kann daher zu Muskelabbau und einer verringerten Knochendichte führen, was das Risiko für Osteoporose erhöht.

Auch deine Stimmung und geistige Gesundheit stehen stark unter dem Einfluss von Testosteron. Das Hormon spielt eine wichtige Rolle bei der Regulierung deiner emotionalen Balance. Ein dauerhaft niedriger Testosteronspiegel – bekannt als Hypogonadismus – kann zu Symptomen wie Müdigkeit, Reizbarkeit, Depression und Antriebslosigkeit führen. Ein Mangel kann außerdem deine Libido und sexuelle Funktion beeinträchtigen und deine Konzentrationsfähigkeit herabsetzen. Menschen mit niedrigen Testosteronwerten berichten häufig von einem allgemeinen Verlust an Lebensqualität und Vitalität.

Das Herz-Kreislauf-System ist ein weiterer Bereich, den Testosteron beeinflusst. Es unterstützt die Gesundheit der Blutgefäße und fördert die Blutzirkulation. Ein ausgeglichener Testosteronspiegel sorgt zudem dafür, dass dein Körper Fett richtig speichert und verarbeitet. Ein niedriger Testosteronspiegel kann daher zu einer erhöhten Fettansammlung, insbesondere im Bauchbereich, führen, was mit einem erhöhten Risiko für Herz-Kreislauf-Erkrankungen einhergeht.

Testosteron hat auch Einfluss auf das Gedächtnis und die kognitive Funktion. Es gibt Hinweise darauf, dass dieses Hormon dazu beiträgt, geistig fit zu bleiben und Gedächtnisfunktionen zu unterstützen. All diese Aspekte zeigen, dass Testosteron nicht nur für die körperliche Stärke wichtig ist, sondern ein umfassendes Hormon ist, das deine Gesundheit und dein Wohlbefinden steuert.

Wenn du Anzeichen wie anhaltende Müdigkeit, Antriebslosigkeit, Muskelabbau oder Libidoverlust bemerkst, könnte das auf einen niedrigen Testosteronspiegel hindeuten. In solchen Fällen ist es ratsam, einen Arzt aufzusuchen, um den Hormonspiegel überprüfen zu lassen. Denn Testosteron ist viel mehr als nur das Hormon für Muskelwachstum – es ist der zentrale Antrieb hinter deinem Verhalten, deiner Gesundheit und deinem Wohlbefinden.

Testosteron und dein Liebesleben

Ja, Testosteron spielt auch in deiner Partnerschaft eine Schlüsselrolle. Es ist nicht nur für deine Libido verantwortlich, sondern beeinflusst auch dein Selbstbewusstsein und deine Dynamik in der Beziehung. Wenn dein Testosteronspiegel hoch ist, fühlst du dich oft selbstsicherer und vielleicht auch abenteuerlustiger, was sich direkt auf deine Interaktionen mit deiner Partnerin auswirken kann. Doch interessant wird es, wenn wir uns die Veränderungen ansehen, die passieren, wenn du Vater wirst. Studien zeigen, dass der Testosteronspiegel bei frischgebackenen Vätern häufig sinkt – und das ist evolutionär gesehen durchaus sinnvoll.

Ein niedrigerer Testosteronspiegel bedeutet weniger Aggression und mehr Fürsorge, was in der Phase, in der du dich stärker um deinen Nachwuchs kümmern musst, besonders hilfreich ist. Mit weniger Testosteron hast du weniger den Drang, Risiken einzugehen, und konzentrierst dich stattdessen stärker auf die Bedürfnisse deiner Familie. Gleichzeitig fördert das Hormon Oxytocin, das während der Geburt und in der Zeit danach bei Vätern ansteigt, deine emotionale Bindung zu deinem Baby und deiner Partnerin.

Auch die Bindung zu deiner Partnerin kann deinen Testosteronspiegel beeinflussen. In langfristigen, stabilen Beziehungen sinkt der Testosteronspiegel tendenziell, was aber kein negatives Zeichen ist. Dieser Rückgang hilft dir vielmehr dabei, dich stärker auf die emotionale Seite der Partnerschaft zu konzentrieren. Du wirst sensibler für die Bedürfnisse und Gefühle deiner Partnerin, was die Bindung zwischen euch vertieft, und eure Beziehung stärkt. Ein niedrigerer Testosteronspiegel bedeutet also nicht, dass du weniger „männlich" bist, sondern dass dein Körper sich auf die emotionalen und fürsorglichen Aspekte des Lebens einstellt – eine wichtige Anpassung für ein harmonisches Familienleben.

Was du tun kannst, um dein Testosteron im Gleichgewicht zu halten

Die gute Nachricht ist: Du kannst aktiv etwas tun, um deinen Testosteronspiegel auf einem gesunden Niveau zu halten. Neben regelmäßigem Krafttraining und ausgewogener Ernährung ist Stressmanagement entscheidend. Chronischer Stress erhöht die Produktion von Cortisol, einem Hormon, das Testosteron unterdrückt. Achte darauf, dir regelmäßig Erholung zu gönnen und Aktivitäten zu finden, die dich entspannen – sei es durch Sport, Meditation oder einfach mal Zeit für dich.

Auch Schlaf ist dein bester Freund: Zu wenig Schlaf senkt den Testosteronspiegel drastisch. Versuche, mindestens 7– 8 Stunden pro Nacht zu schlafen und auf eine gute Schlafhygiene zu achten.

Testosteron ist der Starspieler deines Hormonhaushalts – und wie bei jedem Top-Athleten gibt es Höhen und Tiefen. Indem du verstehst, wie dieses Hormon funktioniert und wie du es unterstützen kannst, kannst du nicht nur deine körperliche Leistungsfähigkeit verbessern, sondern auch dein emotionales Wohlbefinden und deine Beziehungen stärken.

Kapitel 2: Zyklus-Check: Wie Hormone dein Familienleben beeinflussen

Von der Planung bis zur Schwangerschaft: Warum auch deine Hormone eine Rolle spielen, wenn es um Familienplanung und Partnerschaft geht – und wie du mit den richtigen Tricks ein Top-Mitspieler wirst.

Du dachtest, nur die Hormone deiner Partnerin wären in der Familienplanung von Bedeutung? Falsch gedacht! Auch deine Hormone spielen eine entscheidende Rolle – von der Planung bis zur Schwangerschaft. Tatsächlich können deine Hormonspiegel beeinflussen, wie du dich als Partner verhältst, wie unterstützend du bist und wie du auf die emotionalen Höhen und Tiefen deiner Partnerin reagierst. Keine Sorge, du wirst hier nicht zum Zuschauer degradiert – mit den richtigen Tricks wirst du zum Top-Mitspieler auf dem Spielfeld der Familienplanung.

Testosteron und Fruchtbarkeit: Mehr als nur Muskelmasse

Beginnen wir mit dem Offensichtlichen: Dein Testosteronspiegel spielt eine entscheidende Rolle, wenn es um deine Fruchtbarkeit geht. Testosteron ist nicht nur das Hormon, das dir dabei hilft, Muskeln aufzubauen und deine Energie aufrechtzuerhalten – es ist auch zentral für die Produktion und Qualität deiner Spermien verantwortlich. Du könntest also sagen, dass Testosteron nicht nur für das Sixpack, sondern auch für deine „kleinen Schwimmer" verantwortlich ist. Aber wie du dir sicher denken kannst, ist es nicht ganz so einfach.

Zu viel oder zu wenig Testosteron kann tatsächlich die Qualität und Quantität deiner Spermien beeinträchtigen. Ein zu niedriger Testosteronspiegel führt oft zu einer geringeren Spermienproduktion und kann auch die Beweglichkeit der Spermien negativ beeinflussen, was die Chancen auf eine erfolgreiche Befruchtung verringert. Umgekehrt kann ein zu hoher Testosteronspiegel – zum Beispiel durch externe Testosteronzufuhr wie bei einigen Bodybuildern – den natürlichen Hormonhaushalt durcheinanderbringen und die Spermienproduktion sogar vollständig unterdrücken. Dein Hormonspiegel muss also in Balance sein, damit deine Fruchtbarkeit optimal bleibt.

Viele Faktoren können den Testosteronspiegel negativ beeinflussen, darunter Stress, eine unausgewogene Ernährung und ein Mangel an körperlicher Aktivität. Chronischer Stress führt zur erhöhten Ausschüttung von Cortisol, einem Hormon, das den Testosteronspiegel senken kann. Eine unausgewogene Ernährung, die zu wenig gesunde Fette, Proteine und Vitamine enthält, führt ebenfalls zu hormonellen Ungleichgewichten. Und zu wenig Bewegung verringert die Testosteronproduktion, was wiederum die Spermienqualität beeinträchtigen kann. Aber keine Sorge, es gibt Mittel und Wege, um deinen Testosteronspiegel wieder ins Gleichgewicht zu bringen, damit du sowohl deine körperliche Fitness als auch deine Fruchtbarkeit optimierst.

Regelmäßiges Krafttraining: Krafttraining, insbesondere Übungen, die große Muskelgruppen beanspruchen (wie Kniebeugen, Kreuzheben und Bankdrücken), steigern deinen Testosteronspiegel. Trainiere 3–4-mal pro Woche und fokussiere dich auf intensive, aber kurze Trainingseinheiten, um den besten Effekt zu erzielen.

Ausreichend Schlaf: Dein Körper produziert den Großteil deines Testosterons während des Schlafs, insbesondere in den Tiefschlafphasen. Achte darauf, 7–8 Stunden Schlaf pro Nacht zu bekommen. Schlafmangel kann den Testosteronspiegel drastisch senken.

Stressabbau: Chronischer Stress erhöht die Cortisol Produktion, die deinen Testosteronspiegel unterdrückt. Versuche, regelmäßig Entspannungstechniken wie Meditation, Yoga oder Atemübungen in deinen Alltag zu integrieren, um Stress zu reduzieren.

Gesunde Fette essen: Gesunde Fette sind entscheidend für die Testosteronproduktion. Integriere mehr gesunde Fette wie Omega-3-Fettsäuren aus Fisch, Nüssen, Avocados und Olivenöl in deine Ernährung. Diese Fette fördern die Hormonproduktion und verbessern die allgemeine Gesundheit.

Zink und Vitamin D ergänzen: Zink ist ein essenzielles Mineral für die Testosteronproduktion und findet sich in Fleisch, Nüssen und Samen. Vitamin D, das durch Sonnenlicht aufgenommen oder als Nahrungsergänzung eingenommen wird, ist ebenfalls entscheidend für einen gesunden Hormonspiegel. Ein Mangel an beiden kann die Testosteronproduktion beeinträchtigen.

Raffinierten Zucker und Junkfood reduzieren: Zucker und verarbeitete Lebensmittel lassen den Insulinspiegel steigen, was wiederum den Testosteronspiegel negativ beeinflusst. Vermeide stark verarbeitete Lebensmittel, die reich an Zucker und ungesunden Fetten sind, und setze stattdessen auf eine ausgewogene Ernährung mit viel Gemüse, Vollkornprodukten und gesunden Proteinen.

Moderate Koffein- und Alkoholkonsum: Übermäßiger Konsum von Koffein und Alkohol kann sich negativ auf deinen Testosteronspiegel auswirken. Versuche, beides in Maßen zu genießen, um deinen Hormonhaushalt nicht unnötig zu belasten.

Regelmäßige Sonnenexposition oder Vitamin-D-Supplemente: Vitamin D wird vor allem durch Sonnenexposition produziert und spielt eine Schlüsselrolle für die Testosteronproduktion. Sorge für regelmäßigen Aufenthalt im Freien oder nimm bei Bedarf Vitamin-D-Präparate ein, um einen Mangel zu vermeiden.

Gesunde Gewichtsregulation: Übergewicht, insbesondere Fettansammlungen im Bauchbereich, können den Testosteronspiegel senken. Durch eine ausgewogene Ernährung und regelmäßige Bewegung kannst du dein Gewicht halten und damit deinen Testosteronspiegel stabilisieren.

Regelmäßige sexuelle Aktivität: Studien zeigen, dass sexuelle Aktivität den Testosteronspiegel steigert. Ein aktives und gesundes Sexualleben kann also nicht nur deine Beziehung, sondern auch deinen Hormonhaushalt unterstützen.

Der emotionale Spielmacher: Oxytocin, das Kuschelhormon

Neben Testosteron, dass du wahrscheinlich gut kennst und mit Männlichkeit, Stärke und Energie in Verbindung bringst, spielt auch ein anderes Hormon eine entscheidende Rolle in deinem Leben – Oxytocin, das sogenannte „Bindungshormon". Dieses Hormon ist bei Männern weniger bekannt, aber es ist unglaublich wichtig, vor allem in Phasen, in denen emotionale Nähe und Fürsorge gefragt sind, wie bei der Familienplanung und während der Schwangerschaft deiner Partnerin.

Oxytocin wird besonders dann freigesetzt, wenn du und deine Partnerin körperliche Nähe erlebt, sei es durch Umarmungen, Berührungen oder intime Momente. Dabei geht es nicht nur um den körperlichen Kontakt – dieses Hormon sorgt dafür, dass du dich emotional gebunden und sicher fühlst. Oxytocin ist quasi der Kleber, der emotionale Bindungen stärkt, Vertrauen aufbaut und das Gefühl von Geborgenheit zwischen dir und deiner Partnerin fördert. Wenn ihr zusammen daran arbeitet, eine Familie zu gründen, ist Oxytocin dein „Verbindungshormon", das euch auf einer tieferen Ebene vereint und das Gefühl verstärkt, dass ihr ein Team seid.

Das Spannende an Oxytocin ist, dass es nicht nur ein „weibliches" Hormon ist, das während der Schwangerschaft eine Rolle spielt. Natürlich wird es bei deiner Partnerin in höheren Mengen ausgeschüttet, vor allem im Zusammenhang mit der Geburt und der Stillzeit. Aber auch bei dir, als werdendem Vater, kann der Oxytocin Spiegel steigen, vor allem durch den emotionalen und physischen Kontakt mit deiner Partnerin. Dein Körper passt sich der veränderten Dynamik eurer Beziehung an.

Das bedeutet konkret: Du wirst tendenziell fürsorglicher, einfühlsamer und entwickelst eine stärkere emotionale Bindung – nicht nur zu deiner Partnerin, sondern auch zu dem ungeborenen Kind. Dein Körper bereitet sich hormonell darauf vor, eine unterstützende und präsente Rolle zu übernehmen. Während deine Partnerin mehr und mehr von ihren Schwangerschaftshormonen beeinflusst wird, bringt Oxytocin in dir eine neue Seite zum Vorschein – die des fürsorglichen, empathischen Partners, der intuitiv weiß, wann Unterstützung und Nähe besonders wichtig sind.

Oxytocin beeinflusst dich auf mehreren Ebenen. Einerseits wirst du in deiner Partnerschaft präsenter und sensibler für die Bedürfnisse deiner Partnerin. Studien zeigen, dass Männer mit höheren Oxytocin Werten häufiger fürsorgliches Verhalten zeigen, wie mehr Geduld und eine erhöhte Bereitschaft, emotionale Unterstützung zu geben. In einer Phase, in der deine Partnerin sowohl körperlich als auch emotional herausgefordert ist, kann diese hormonelle Veränderung bei dir den Unterschied machen, wie gut ihr als Paar diese intensive Zeit gemeinsam meistert.

Andererseits fördert Oxytocin auch deine Bindung zu eurem zukünftigen Kind. Obwohl das Baby noch nicht da ist, arbeitet dein Körper bereits daran, diese Beziehung zu vertiefen. Es ist, als ob dein Körper sich darauf vorbereitet, nicht nur ein Partner, sondern auch ein Vater zu sein. Das Hormon stärkt deine emotionale Bereitschaft, für dein Kind da zu sein und eine aktive Rolle in der Vater-Kind-Bindung zu übernehmen, noch bevor das Baby auf die Welt kommt.

Die positiven Effekte von Oxytocin hören nicht mit der Geburt auf. Sobald das Baby da ist, wird dein Körper weiterhin Oxytocin ausschütten – vor allem durch den Kontakt mit dem Neugeborenen. Das Hormon sorgt dafür, dass du dich nicht nur mit deinem Kind verbunden fühlst, sondern dass du auch emotional auf die Bedürfnisse deines Babys eingehst. Studien zeigen, dass Väter mit einem höheren Oxytocin Spiegel intensiver auf die Signale ihrer Kinder reagieren, sei es durch beruhigende Worte, körperliche Nähe oder aktives Spielen.

Es gibt also einen biologischen Grund, warum viele Väter in den ersten Monaten nach der Geburt als besonders fürsorglich und emotional aufmerksam beschrieben werden. Diese hormonellen Prozesse helfen dir, deine Rolle als Vater voll zu übernehmen und eine starke Bindung zu deinem Kind aufzubauen.

Testosteron mag das Hormon sein, das du vielleicht am meisten mit dir selbst in Verbindung bringst, aber Oxytocin ist der unterschätzte „Co-Star", der dir hilft, in der emotionalen und familiären Rolle zu glänzen. Es unterstützt nicht nur deine Beziehung zu deiner Partnerin, sondern bereitet dich auch auf das Vatersein vor – und das auf eine sehr tiefe, hormonelle Ebene. Indem du körperliche Nähe und Intimität mit deiner Partnerin teilst und dich aktiv auf die Familienplanung einlässt, stärkst du nicht nur eure Bindung, sondern auch deine Verbindung zu deinem zukünftigen Kind.

Oxytocin macht dich also nicht nur einfühlsamer und fürsorglicher, es bereitet dich auch auf die Herausforderungen und Freuden der Vaterschaft vor. Ein Hormon mit weitreichenden Auswirkungen – sowohl auf deine Beziehung als auch auf deine zukünftige Rolle als Vater.

Testosteron im Sinkflug: Der „Papa-Zyklus"

Überraschung: Auch dein Testosteronspiegel verändert sich, wenn deine Partnerin schwanger ist. Studien zeigen, dass bei werdenden Vätern der Testosteronspiegel oft leicht abfällt, während andere Hormone, wie zum Beispiel Prolaktin, ansteigen. Aber warum passiert das? Dein Körper bereitet sich hormonell darauf vor, in die Vaterrolle zu schlüpfen. Ein niedrigerer Testosteronspiegel bedeutet weniger Aggression und mehr Fürsorgeverhalten. Evolutionär gesehen ist das clever: Dein Körper passt sich an, um dich instinktiv darauf zu programmieren, dich um deine wachsende Familie zu kümmern.

Testosteron, das normalerweise für deine Energie, Libido und Selbstbewusstsein zuständig ist, sinkt in dieser Phase ein wenig ab, um den Fokus auf deine emotionale Seite zu lenken. Dadurch wirst du sanfter, aufmerksamer und besser in der Lage, dich auf die Bedürfnisse deiner Partnerin und deines zukünftigen Kindes einzustellen. Es ist so, als ob dein Körper erkennt, dass jetzt nicht die Zeit ist, sich auf Wettbewerb oder Dominanz zu konzentrieren, sondern auf Fürsorge, Sicherheit und emotionale Unterstützung.

Dieser hormonelle Wandel hat auch seine Auswirkungen. Ein niedrigerer Testosteronspiegel kann dazu führen, dass du dich manchmal müder oder weniger energiegeladen fühlst. Besonders in den letzten Wochen der Schwangerschaft, wenn der Stress der Familienplanung und die emotionale Begleitung deiner Partnerin zunehmen, kann es sein, dass du etwas erschöpfter wirkst. Vielleicht bemerkst du, dass du weniger Lust hast, intensive körperliche Aktivitäten zu unternehmen, oder dass deine Libido etwas nachlässt. All das ist vollkommen normal und Teil der natürlichen Anpassung deines Körpers an die bevorstehende Vaterrolle.

Es ist wichtig zu verstehen, dass diese Veränderungen kein Zeichen von Schwäche oder einem „Verlust" an Männlichkeit sind. Ganz im Gegenteil: Dein Körper vollzieht eine intelligente, hormonelle Anpassung, die dir hilft, in dieser Phase dein Bestes zu geben – als Partner und als zukünftiger Vater. Dein Testosteronspiegel wird zwar leicht gedrosselt, aber das dient dazu, dich in den ersten, oft herausfordernden Monaten der Elternschaft in einen fürsorglicheren, verantwortungsbewussteren Modus zu versetzen.

Zusammengefasst: Der Testosteron-Abfall während der Schwangerschaft deiner Partnerin ist ein natürlicher Teil des Vaterwerdens. Dein Körper bereitet sich darauf vor, emotional präsenter und einfühlsamer zu sein – Eigenschaften, die du in dieser Phase dringend brauchst. Es mag sein, dass du dich müder fühlst und weniger „aufgeladen", aber das ist nur vorübergehend und dient einem höheren Zweck: dich auf die Herausforderung des Vaterseins vorzubereiten. Sobald das Baby da ist und du deinen neuen Rhythmus gefunden hast, werden sich deine

Hormone wieder normalisieren, und du wirst bereit sein, die neue Rolle mit voller Energie und Hingabe anzunehmen.

Partnerschaft in hormoneller Balance: Gemeinsam stark

Die Familienplanung ist nicht nur eine hormonelle Herausforderung für deine Partnerin – auch du bist emotional und hormonell in diesen Prozess eingebunden. Während ihre Hormone möglicherweise eine Achterbahnfahrt durchlaufen, liegt es an dir, Stabilität und Unterstützung zu bieten. Doch was viele nicht wissen: Auch dein Hormonhaushalt verändert sich während dieser Zeit. Das bedeutet, dass dein Körper sich ebenfalls an die neuen Gegebenheiten anpasst, was sowohl helfen als auch hinderlich sein kann – je nachdem, wie gut du dich um dich selbst kümmerst.

Während der Familienplanung ist dein Testosteronspiegel ein entscheidender Faktor. Wenn du bemerkst, dass dein Testosteron absinkt oder dein Stresslevel steigt, kann das deinen emotionalen Zustand beeinflussen. Ein niedriger Testosteronspiegel kann sich in Form von Müdigkeit, Motivationslosigkeit und einem Mangel an Energie äußern, was gerade in einer so intensiven Phase wie der Familienplanung ungünstig ist. Aber keine Sorge – du hast es in der Hand, aktiv etwas für dein hormonelles Gleichgewicht zu tun.

Regelmäßiger Sport kann hier wahre Wunder bewirken. Bewegung regt die Testosteronproduktion an und reduziert gleichzeitig den Stresspegel, was dir hilft, dich körperlich und mental ausgeglichener zu fühlen. Aber nicht nur körperliche Aktivität spielt eine Rolle – auch eine gesunde Ernährung kann deinen Hormonhaushalt stabil halten. Achte darauf, Lebensmittel zu essen, die reich an Antioxidantien, Zink und gesunden Fetten sind, da diese deine Testosteronwerte unterstützen und das hormonelle Gleichgewicht fördern.

Ebenso wichtig ist die Kommunikation mit deiner Partnerin. Offene Gespräche über eure Gefühle, Ängste und Erwartungen können den Stress mindern und eine stärkere emotionale Bindung schaffen. Dadurch wird nicht nur der Druck genommen, sondern auch eure Beziehung gestärkt, was wiederum euren Hormonhaushalt positiv beeinflusst. Es geht darum, als Team zu agieren und gemeinsam durch diese Phase zu gehen.

Ein weiterer hilfreicher Trick ist, kleine Gesten der Zuneigung in den Alltag einzubauen. Massagen, liebevolle Berührungen oder einfach nur gemeinsame Zeit zu zweit können euren Oxytocin Spiegel steigern – das sogenannte „Bindungshormon". Dieses Hormon stärkt die emotionale Verbindung zwischen dir und deiner Partnerin und kann dir dabei helfen, in dieser Zeit präsenter und einfühlsamer zu sein. Indem du die kleinen, aber bedeutsamen Momente der Nähe förderst, kannst du den Stress abbauen und gleichzeitig die Bindung zu deiner Partnerin vertiefen.

Indem du auf diese Weise aktiv an deinem hormonellen Gleichgewicht arbeitest, kannst du nicht nur besser auf deine eigene Gesundheit achten, sondern auch als stabiler und unterstützender Partner für deine Partnerin da sein. Gemeinsam könnt ihr die Herausforderungen der

Familienplanung meistern und hormonell auf Kurs bleiben – sowohl emotional als auch körperlich.

Tipps für Top-Teamwork: Wie du der beste Partner wirst

Hier sind einige praktische Tipps, wie du hormonell und emotional im Spiel bleibst – und deiner Partnerin in der Familienplanung den Rücken stärkst:

Stress abbauen: Stress ist der größte Testosteron-Killer. Schaffe dir bewusst Auszeiten und achte darauf, deine Work-Life-Balance in Ordnung zu halten. Entspannte Spaziergänge oder Meditation können helfen, den Cortisolspiegel zu senken und dein Testosteron zu stabilisieren.

Sport treiben: Regelmäßiges Krafttraining fördert nicht nur deine Fitness, sondern auch deinen Testosteronspiegel. Schon drei Einheiten pro Woche können Wunder wirken.

Gesunde Ernährung: Eine ausgewogene Ernährung mit reichlich Zink (enthalten in Nüssen, Fleisch und Fisch) unterstützt die Testosteronproduktion und hält deinen Hormonhaushalt stabil.

Offen kommunizieren: Die hormonellen Schwankungen betreffen nicht nur dich, sondern auch deine Beziehung. Redet offen über eure Gefühle, Ängste und Sorgen. So könnt ihr gemeinsam Lösungen finden, statt in Schweigen und Missverständnissen zu versinken.

Nähe und Intimität: Kuscheln, Körperkontakt und Intimität fördern die Ausschüttung von Oxytocin und sorgen dafür, dass ihr euch emotional näher fühlt – selbst wenn gerade nicht alles nach Plan läuft.

Du siehst, auch du spielst eine hormonelle Rolle in der Familienplanung und Partnerschaft. Deine Hormone – ob Testosteron, Oxytocin oder Cortisol – können das Spielfeld maßgeblich beeinflussen. Aber mit den richtigen Tricks und ein wenig Achtsamkeit kannst du nicht nur ein guter Partner sein, sondern auch dein eigenes hormonelles Gleichgewicht finden.

Egal, ob du gerade mit deiner Partnerin auf dem Weg zur Schwangerschaft bist oder schon mitten im Familienleben steckst – deine Hormone sind deine besten Mitspieler. Und mit ein wenig Teamarbeit seid ihr gemeinsam unschlagbar.

Kapitel 3: Stimmungsschwankungen: Warum du manchmal einen „Snickers" brauchst

Ob PMS oder „MMS" (Männliches Miesmacher-Syndrom): Warum du manchmal unausstehlich bist und was du dagegen tun kannst – oder besser gesagt, was deine Partnerin tun kann, um dich zu ertragen.

Du kennst das: Es gibt Tage, an denen du einfach nicht du selbst bist. Alles nervt dich, du bist gereizt, und selbst die kleinsten Dinge bringen dich auf die Palme. Du weißt nicht genau, warum das so ist, und deine Partnerin schaut dich bereits mit diesem „Brauchst du vielleicht einen Snickers?"-Blick an. Die Wahrheit ist: Auch Männer haben ihre „Tage" – nennen wir es „MMS": das Männliche Miesmacher-Syndrom. Und ja, genau wie beim PMS bei Frauen, spielen deine Hormone dabei eine entscheidende Rolle.

Es ist leicht, die männlichen Hormonschwankungen zu übersehen, weil sie nicht so offensichtlich sind wie bei Frauen. Aber auch dein Testosteronspiegel unterliegt natürlichen Schwankungen – täglich, monatlich und sogar saisonal. Es ist völlig normal, dass du an manchen Tagen energiegeladen und gut gelaunt bist, während du an anderen Tagen einfach nur schlecht drauf bist. Diese Stimmungsschwankungen hängen oft mit deinem Testosteronspiegel zusammen. Wenn er hoch ist, fühlst du dich stark, selbstbewusst und belastbar. Wenn er niedrig ist, fühlst du dich eher gereizt, müde und vielleicht auch ein bisschen schlapp.

Was kannst du also tun, um das „MMS" in den Griff zu bekommen? Zunächst einmal: Erkenne, dass deine Launen kein reiner Zufall sind. Sie sind das Ergebnis deines hormonellen Zustands, und es gibt Wege, damit umzugehen. Eine ausgewogene Ernährung und regelmäßiger Sport können dir helfen, deinen Testosteronspiegel zu stabilisieren. Bewegung fördert nicht nur den Testosteronspiegel, sondern auch die Produktion von Endorphinen – das sind die „Glückshormone", die deine Stimmung heben können.

Auch die richtige Ernährung spielt eine wichtige Rolle. Lebensmittel, die reich an Zink, Magnesium und Omega-3-Fettsäuren sind, helfen dabei, deinen Hormonhaushalt zu regulieren und deine Laune zu stabilisieren. Achte darauf, genügend Schlaf zu bekommen, da Schlafmangel ebenfalls deine Stimmung beeinflussen und deinen Testosteronspiegel senken kann. Wenn du müde bist, steigt dein Stresshormon Cortisol, was deine Reizbarkeit verstärkt und deine „MMS"-Symptome verschlimmern kann.

Und was kann deine Partnerin tun, wenn du mal wieder in einem „MMS"-Tief steckst? Nun, ein wenig Verständnis und Geduld können wahre Wunder bewirken. So wie du vermutlich Geduld aufbringst, wenn sie ihre „Tage" hat, ist es für sie hilfreich zu wissen, dass auch du deine hormonell bedingten Stimmungsschwankungen hast. Kleine Gesten wie ein Gespräch, das dich beruhigt, oder eine einfache Umarmung können dir helfen, dich wieder zu erden. Manchmal ist es gar nicht nötig, das Problem zu lösen, sondern einfach zuzuhören und zu akzeptieren, dass es nur eine Phase ist.

Letztlich ist es wichtig, zu erkennen, dass „MMS" kein Mythos ist, sondern eine reale Auswirkung hormoneller Schwankungen. Die gute Nachricht ist, dass du mit ein paar kleinen Anpassungen in deinem Lebensstil viel tun kannst, um dich besser zu fühlen und diese Tage leichter zu überstehen. So wird das „Männliche Miesmacher-Syndrom" zu einer vorübergehenden Episode, die weder dich noch deine Beziehung aus dem Gleichgewicht bringt.

Testosteron-Tief: Der Grund für deinen miesepetrigen Tag

Wir haben bereits gelernt, dass Testosteron dein Superheldenhormon ist – es verleiht dir Energie, Selbstbewusstsein und Durchsetzungsvermögen. Aber auch Superhelden haben ihre schwachen Momente. Wenn dein Testosteronspiegel absinkt, kann sich das schnell bemerkbar machen: Du fühlst dich weniger energiegeladen, dein Selbstbewusstsein schwindet, und die Gereiztheit nimmt zu. Es ist, als ob du plötzlich gegen unsichtbare Widerstände kämpfst, und du fragst dich, warum die Dinge, die du sonst mühelos meisterst, jetzt so anstrengend erscheinen.

In solchen Momenten können selbst die kleinsten Dinge, die du normalerweise ignorieren würdest, dich enorm stressen. Sei es ein kleiner Fehler bei der Arbeit, eine unbedachte Bemerkung oder etwas Unordnung zu Hause – plötzlich scheint alles schwerer zu wiegen. Doch das bedeutet nicht, dass du einfach „mies drauf" bist. Dein

Körper gibt dir in solchen Momenten ein klares Signal: Dein Hormonhaushalt, und speziell dein Testosteron, befindet sich gerade in einem Tief.

Dieses hormonelle Tief beeinflusst nicht nur deine physische Leistungsfähigkeit, sondern auch deine emotionale Stabilität. Während du bei einem hohen Testosteronspiegel fast nichts aus der Ruhe bringen kann, fühlen sich alltägliche Herausforderungen in Phasen mit niedrigem Spiegel oft unüberwindbar an. Und das ist völlig normal. Dein Testosteronspiegel unterliegt natürlichen Schwankungen, die nicht nur von deinem Tagesrhythmus, sondern auch von Faktoren wie Stress, Ernährung und Schlaf beeinflusst werden.

Es ist wichtig, diese Signale deines Körpers ernst zu nehmen und entsprechend darauf zu reagieren. Wenn du merkst, dass dein Testosteronspiegel absinkt und du gereizter wirst, kannst du aktiv etwas tun, um dich besser zu fühlen. Zum Beispiel hilft körperliche Bewegung dabei, deinen Testosteronspiegel wieder zu steigern. Ein kurzer Lauf oder eine Trainingseinheit kann deinen Körper und Geist erfrischen und dir die benötigte Energie zurückgeben. Auch ausreichender Schlaf und eine ausgewogene Ernährung spielen eine entscheidende Rolle dabei, deinen Hormonhaushalt zu stabilisieren.

Wenn du dir bewusst machst, dass diese gereizte Stimmung auf hormonelle Schwankungen zurückzuführen ist, kannst du auch emotional besser damit umgehen. Anstatt dich zu ärgern, dass du „mies drauf" bist, erkennst du, dass dein Körper einfach eine Phase durchläuft, die vorübergeht. Mit etwas Geduld, Selbstfürsorge und

Verständnis für deinen eigenen Körper kannst du diesen Tiefs viel gelassener entgegentreten – bis dein innerer „Superheld" wieder voll durchstartet.

MMS: Das männliche Pendant zu PMS

Während Frauen monatlich hormonelle Schwankungen durchlaufen, sind Männer zwar nicht ganz so regelmäßig zyklisch getaktet, aber dennoch erlebst auch du von Zeit zu Zeit ähnliche Symptome wie das weibliche PMS. Diese Stimmungsschwankungen, Reizbarkeit, Müdigkeit und das Gefühl, emotional „durch den Wind" zu sein, werden gerne als „Männliches Miesmacher-Syndrom" (MMS) bezeichnet. Und ja, genau wie bei PMS bei Frauen, spielen auch bei dir die Hormone eine entscheidende Rolle.

Es gibt Tage, an denen es dir schwerfällt, rational zu bleiben, und es scheint, als würde alles schiefgehen. Vielleicht sind es nur Kleinigkeiten – der Kaffeebecher kippt um, der Drucker streikt, oder der Stau auf dem Weg zur Arbeit bringt dich fast um den Verstand. In diesen Momenten fragst du dich vielleicht: „Was ist da los?" Die Antwort liegt oft in einem hormonellen Ungleichgewicht, insbesondere im Testosteronspiegel. Wenn dieser absinkt, reagiert dein Körper empfindlicher auf Stressoren, und kleine Probleme können sich plötzlich, wie unüberwindbare Hürden anfühlen.

Dein Körper signalisiert dir in solchen Momenten, dass er eine Pause braucht. Es ist ein Zeichen dafür, dass du vielleicht zu viel Stress hast oder deine Routinen, wie Ernährung und Schlaf, aus dem Gleichgewicht geraten sind. Testosteron, dein Superheldenhormon, das normalerweise für Energie, Selbstbewusstsein und Durchsetzungsvermögen sorgt, kann durch Stress, Schlafmangel oder ungesunde Lebensgewohnheiten ins Schwanken geraten. Sobald das passiert, fühlen sich selbst die kleinsten Herausforderungen des Alltags schwerer an, und deine Reizschwelle sinkt.

In diesen Situationen hilft es, innezuhalten und zu erkennen, dass diese Phase nicht ewig dauert. Dein Körper und dein Hormonspiegel benötigen möglicherweise einfach Zeit zur Erholung. Dinge wie regelmäßiger Sport, gesunde Ernährung und ausreichend Schlaf können dir helfen, dein hormonelles Gleichgewicht wiederherzustellen. Zudem kann es helfen, bewusste Pausen in deinen Alltag einzubauen – sei es eine kurze Meditation, ein Spaziergang oder einfach das bewusste Atmen, um den Stress abzubauen.

Es ist wichtig zu verstehen, dass auch Männer hormonelle Schwankungen erleben und dass es völlig normal ist, an manchen Tagen emotional aus dem Gleichgewicht zu geraten. Dein Körper braucht in diesen Momenten Unterstützung, und wenn du auf diese Signale hörst und entsprechend reagierst, kannst du schneller wieder zu deiner gewohnten Energie und emotionalen Stabilität zurückfinden.

Der Einfluss von Cortisol: Stress als Hauptgegner

Neben Testosteron gibt es noch einen weiteren Übeltäter, der dir das Leben schwer machen kann: Cortisol, dein Stresshormon. Stell dir Cortisol wie einen aggressiven Gegenspieler vor, der in deiner Abwehrreihe ständig stört und Chaos verursacht. Wenn du unter chronischem Stress stehst, steigt dein Cortisolspiegel, und das wirkt sich auf mehr aus als nur auf deine Stimmung – es drückt auch deinen Testosteronspiegel. Die Folge ist, dass du dich oft ausgelaugt, genervt und irgendwie „nicht ganz bei dir" fühlst. Dein Superheldenhormon, Testosteron, das normalerweise für Energie und Selbstbewusstsein sorgt, wird regelrecht ausgebremst.

Cortisol ist dafür bekannt, dass es den Fokus auf die Dinge lenkt, die schieflaufen. Es verstärkt den Drang, über kleine Probleme zu überreagieren, und ehe du es merkst, steckst du in einer negativen Spirale fest. Du verlierst die Fähigkeit, die Dinge gelassen zu sehen, und alles scheint dich auf die Palme zu bringen. In Stresssituationen schüttet dein Körper Cortisol aus, um dir eigentlich zu helfen, mit Herausforderungen umzugehen, aber bei chronischem Stress schießt dieses Hormon über das Ziel hinaus und richtet mehr Schaden an, als es Nutzen bringt.

Eine hohe Cortisol-Belastung führt außerdem oft zu ständiger Müdigkeit und Konzentrationsproblemen. Das macht es schwierig, im Alltag klar zu denken oder produktiv zu sein, was deine Laune zusätzlich verschlechtert. Die Kombination aus einem niedrigen Testosteronspiegel und erhöhtem Cortisol führt dazu, dass du dich nicht nur körperlich, sondern auch mental erschöpft fühlst.

Was kannst du dagegen tun? Der erste Schritt besteht darin, den Stress in deinem Leben aktiv zu managen. Regelmäßiger Sport, insbesondere moderates Training, kann dabei helfen, Cortisol abzubauen und gleichzeitig deinen Testosteronspiegel wieder anzukurbeln. Auch

Entspannungstechniken wie Meditation, Atemübungen oder einfach regelmäßige Pausen im Alltag helfen dabei, den Cortisolspiegel zu senken. Eine gesunde Ernährung, die reich an Nährstoffen ist, die deinen Hormonhaushalt unterstützen, wie Zink und Magnesium, kann ebenfalls dabei helfen, die Balance wiederherzustellen.

Indem du erkennst, wie stark sich chronischer Stress auf deinen Körper und Geist auswirken kann, hast du den ersten Schritt getan, um die Kontrolle zurückzugewinnen. Durch gezielte Maßnahmen zur Stressreduktion kannst du deinen Cortisolspiegel senken, deinen Testosteronspiegel stabilisieren und dich wieder energiegeladener und klarer im Kopf fühlen.

Der „Snickers-Moment": Warum Zucker dich kurzzeitig rettet

Kennst du das berühmte „Du bist nicht du, wenn du hungrig bist"-Meme? Es steckt tatsächlich mehr Wahrheit dahinter, als du vielleicht denkst. Wenn dein Blutzuckerspiegel absinkt, wirkt sich das nicht nur auf deinen Körper aus, sondern auch auf deine Stimmung. Dein Gehirn braucht konstant Energie, um richtig zu funktionieren, und wenn es diese Energie nicht bekommt, schaltet es quasi auf Notbetrieb. In solchen Momenten wirst du schnell gereizt, und schon wird aus dem sonst so ausgeglichenen Typ der miesgelaunte Kerl, den deine Partnerin am liebsten mit einem Snickers ruhigstellen möchte.

Kurzfristig kann Zucker tatsächlich helfen, deinen Blutzuckerspiegel schnell zu stabilisieren und deine Laune für den Moment zu heben. Das liegt daran, dass Zucker direkt ins Blut gelangt und deinem Gehirn sofort Energie liefert. Doch Vorsicht: Dieser Zuckerkick hält nicht lange an. Was folgt, ist oft der berüchtigte „Zuckercrash", bei dem der Blutzuckerspiegel rapide absinkt und du dich noch müder, genervter und energieloser fühlst als zuvor.

Die bessere Lösung? Achte darauf, regelmäßig zu essen und dabei vor allem auf komplexe Kohlenhydrate zu setzen. Diese finden sich in Lebensmitteln wie Vollkornprodukten, Haferflocken oder Hülsenfrüchten. Sie versorgen deinen Körper und dein Gehirn über einen längeren Zeitraum hinweg mit Energie, ohne dass du in ein energieloses Loch fällst. Durch die kontinuierliche Abgabe von Glukose an dein Blut bleibt dein Blutzuckerspiegel stabil, und du vermeidest die Stimmungsschwankungen, die durch schnelle Zuckerabfälle entstehen.

Regelmäßiges Essen und eine ausgewogene Ernährung sind der Schlüssel, um deine Laune in Balance zu halten. Denn wenn dein Körper und Gehirn gut mit Energie versorgt sind, kannst du klarer denken, bleibst gelassener und deine Reizbarkeit sinkt. So bleibst du auch in stressigen Momenten der ruhige, ausgeglichene Typ – ganz ohne den schnellen Griff zur Schokolade.

Was du tun kannst, wenn du merkst, dass du unerträglich wirst

Der erste Schritt, um mit diesen Stimmungsschwankungen umzugehen, ist das Erkennen. Du kannst den Einfluss deiner Hormone nicht immer kontrollieren, aber du kannst lernen, mit ihnen zu arbeiten. Hier sind ein paar Tipps, wie du deine Laune stabil halten kannst, wenn das Miesmacher-Syndrom zuschlägt:

Bewegung hilft: Sport ist ein natürlicher Stimmungsaufheller. Schon 20–30 Minuten Bewegung am Tag können deinen Cortisolspiegel senken und deinen Testosteronspiegel stabilisieren. Geh eine Runde joggen, mach ein bisschen Krafttraining oder nimm das Fahrrad statt des Autos – deine Laune wird es dir danken.

Genügend Schlaf: Zu wenig Schlaf ist ein Stimmungskiller. Dein Testosteron wird vor allem in der Tiefschlafphase produziert, also achte darauf, dass du genügend Ruhe bekommst. Sieben bis acht Stunden Schlaf sollten es schon sein.

Gesunde Ernährung: Zucker bringt dir kurzfristig einen Energieschub, aber auf lange Sicht führt er zu weiteren Stimmungsschwankungen. Setz lieber auf eine ausgewogene Ernährung mit viel Gemüse, Vollkornprodukten und Proteinen. Nüsse und Samen enthalten wertvolle Nährstoffe wie Zink, das deine Testosteronproduktion unterstützt.

Meditation und Entspannungstechniken: Klingt vielleicht klischeehaft, aber Atemübungen oder Meditation können wirklich Wunder wirken. Sie helfen, deinen Cortisolspiegel zu senken und deine Nerven zu beruhigen. Ein paar Minuten pro Tag reichen oft schon aus, um langfristig gelassener zu werden.

Kommuniziere mit deiner Partnerin: Wenn du merkst, dass du unausstehlich wirst, sprich offen darüber. Deine Partnerin wird es dir danken, wenn du ihr erklärst, dass du gerade in einer hormonellen „Down Phase" bist und ihre Geduld brauchst. Oft ist es schon eine Erleichterung, wenn du einfach aussprichst, was dich beschäftigt.

Was deine Partnerin tun kann, um dich zu ertragen

Manchmal hilft es nicht, wenn du versuchst, alles selbst in den Griff zu bekommen. In solchen Momenten ist es wichtig, dass deine Partnerin versteht, was los ist und wie sie dich unterstützen kann. Hier sind ein paar Vorschläge, die ihr helfen könnten, dich besser durch das Miesmacher-Syndrom zu begleiten:

Lass ihr Raum für Verständnis: Manchmal hilft es, wenn sie einfach weiß, dass du gerade nicht du selbst bist. Sie könnte versuchen, in dieser Phase stressige Themen zu vermeiden und stattdessen den Fokus auf Entspannung und Zuneigung zu legen.

Vermeidet Eskalation: Wenn du gereizt bist, kann eine Diskussion schnell eskalieren. Sie könnte dir helfen, indem sie erkennt, wann du am besten eine Pause brauchst, anstatt Konflikte zu forcieren. Eine kurze Auszeit kann Wunder wirken.

Kleine Gesten der Fürsorge: Eine liebevolle Umarmung, ein kleiner Snack oder eine Runde gemeinsames Netflix-Schauen – manchmal braucht es nur ein wenig Nähe, um die Stimmung zu heben. Oxytocin, das Bindungshormon, kann helfen, die Anspannung zu lösen und die Laune zu stabilisieren.

Du bist nicht allein – Hormone machen auch dir zu schaffen

MMS ist real, und es trifft jeden Mann von Zeit zu Zeit. Aber das bedeutet nicht, dass du dich deinem hormonellen Schicksal ergeben musst. Mit den richtigen Maßnahmen – von Bewegung über Schlaf bis hin zu guter Kommunikation – kannst du lernen, deine Stimmungsschwankungen in den Griff zu bekommen. Und wenn nichts mehr hilft, denk einfach daran: Manchmal reichen ein „Snickers" und ein wenig Geduld, um den Tag zu retten.

Kapitel 4: Zyklus des Lebens – Wie sich Hormone nach der Geburt verändern

Nach der Geburt kommt das große hormonelle „Shake-up" – nicht nur bei deiner Partnerin! Warum du als frischgebackener Papa auch hormonelle Veränderungen durchmachst.

Die Geburt ist ein Wendepunkt im Leben eines Paares – und nicht nur im emotionalen Sinne. Nach der Ankunft eures kleinen Wunders beginnt für deine Partnerin der hormonelle Rückweg, aber was oft vergessen wird: Auch du, als frischgebackener Papa, erlebst hormonelle Veränderungen. Ja, du hast richtig gelesen – nach der Geburt kommt das große hormonelle „Shake-up" nicht nur für sie, sondern auch für dich.

Dein Körper und Geist werden sich in den kommenden Monaten ebenfalls auf neue Aufgaben einstellen. In diesem Kapitel schauen wir uns an, welche hormonellen

Veränderungen dich nach der Geburt erwarten, warum diese wichtig sind, und wie du mit ihnen umgehen kannst, während du in die Rolle des Vaters hineinwächst.

Der „Hormon-Reset": Was nach der Geburt passiert

Während deine Partnerin sich hormonell von der Schwangerschaft erholt und ihre Hormone langsam wieder ins Gleichgewicht kommen, machst auch du einen „Hormon-Reset". Studien zeigen, dass Männer nach der Geburt hormonelle Anpassungen durchlaufen, die sie auf die Vaterrolle vorbereiten. Dein Hormonspiegel verändert sich in mehreren Bereichen, um dir zu helfen, in dieser neuen Phase präsent und verantwortungsvoll zu sein.

1. Testosteron bleibt niedrig

Während der Schwangerschaft deiner Partnerin hast du vielleicht schon bemerkt, dass dein Testosteronspiegel leicht abgesunken ist – und nach der Geburt bleibt er in der Regel für einige Zeit niedrig. Doch keine Sorge, das ist gar nicht schlecht. Ein niedrigerer Testosteronspiegel bedeutet weniger Drang nach Risikobereitschaft und Abenteuer. Dein Körper signalisiert dir damit, dass es jetzt wichtiger ist, den Fokus auf dein Baby und deine Familie zu richten.

Dieser Rückgang an Testosteron ist eine natürliche Anpassung, die dich dabei unterstützt, in dieser neuen Phase emotional präsent zu sein. Statt dich in berufliche oder andere persönliche Abenteuer zu stürzen, wirst du geduldiger und fürsorglicher – genau das, was du brauchst, um dein Baby in den ersten, intensiven Monaten nach der Geburt zu begleiten. Weniger Testosteron bedeutet, dass dein Körper dich darauf vorbereitet, mehr auf die

Bedürfnisse deiner Familie einzugehen, Prioritäten zu setzen und dich auf den neuen Alltag als Vater einzustellen.

Diese hormonellen Veränderungen helfen dir dabei, dein Bestes als Partner und Vater zu geben, da sie deine Fähigkeit, emotional präsent zu sein, stärken. So kannst du die Beziehung zu deinem Baby und zu deiner Partnerin auf eine tiefere, fürsorglichere Art und Weise entwickeln, ohne den Drang, ständig nach neuen Herausforderungen oder Risiken zu suchen.

2. Prolaktin als Schlüssel zum „Papa-Modus"

Während das Prolaktin bei deiner Partnerin während der Stillzeit in die Höhe schießt, um die Milchproduktion zu unterstützen, hat auch dein Prolaktin Spiegel als frischgebackener Vater eine interessante und wichtige Funktion. Ein höherer Prolaktin Spiegel bei Vätern sorgt dafür, dass du dich stärker auf dein Baby fokussierst und die emotionale Nähe intensivierst. Dieses Hormon wirkt wie ein biologischer „Schalter", der dir hilft, dich voll und ganz auf deine neue Rolle als Vater einzulassen.

Prolaktin fördert nicht nur deine Fürsorglichkeit, sondern hilft dir auch dabei, eine tiefere Bindung zu deinem Baby aufzubauen. Es macht dich zu einem „aufmerksamen Papa", der auf die Signale des Babys sensibel reagiert und die Bedürfnisse des kleinen Neuankömmlings im Blick hat. Gleichzeitig unterstützt es dein Bedürfnis, Verantwortung zu übernehmen und dich aktiv in die Pflege und Betreuung einzubringen.

Dieser hormonelle Wandel ist eine natürliche Unterstützung, die dich dabei begleitet, dich schneller in deine neue Rolle einzufinden. Prolaktin sorgt dafür, dass du nicht nur körperlich, sondern auch emotional auf die Herausforderungen und Freuden des Vaterseins vorbereitet bist. Indem es deine Aufmerksamkeit und Fürsorge stärkt, hilft dir dieses Hormon, die ersten intensiven Monate nach der Geburt deines Kindes mit Hingabe und Verantwortung zu meistern.

3. Oxytocin stärkt die Bindung

Nach der Geburt wird das Hormon Oxytocin, das sogenannte „Kuschelhormon", bei dir verstärkt ausgeschüttet – vor allem dann, wenn du Zeit mit deinem Baby verbringst. Jedes Mal, wenn du dein Kind in den Armen hältst, es fütterst oder ihm einfach nur nahe bist, steigt dein Oxytocin Spiegel an. Dieses Hormon ist nicht nur für die Mutter-Kind-Bindung entscheidend, sondern spielt auch eine wesentliche Rolle für dich als Vater. Es hilft dir, eine starke emotionale Verbindung zu deinem Baby aufzubauen, indem es dich sensibler für die Bedürfnisse deines Kindes macht und dir dabei hilft, intuitiv fürsorglicher zu sein.

Oxytocin stärkt aber nicht nur die Bindung zwischen dir und deinem Baby, sondern auch die Beziehung zu deiner Partnerin. Gerade in dieser intensiven Phase nach der Geburt, in der Schlafmangel, Stress und neue Herausforderungen oft die Oberhand gewinnen, unterstützt dich Oxytocin dabei, eng mit deiner Familie verbunden zu bleiben. Es fördert dein Gefühl der Nähe und des Zusammenhalts und kann dir helfen, geduldiger und einfühlsamer auf die Bedürfnisse deiner Partnerin einzugehen. In dieser Zeit, in der viel Neues auf euch beide zukommt, ist die Kraft dieses „Kuschelhormons" also eine wertvolle Unterstützung, um als Team stark zu bleiben.

Es zeigt, dass Vaterschaft nicht nur durch äußere Handlungen, sondern auch auf hormoneller Ebene eine tiefgehende, emotionale Komponente hat. Indem dein Körper verstärkt Oxytocin ausschüttet, wirst du auf ganz natürliche Weise dabei unterstützt, deine neue Rolle mit Hingabe und Verbundenheit zu erfüllen – sowohl als Vater als auch als Partner.

4. Cortisol: Der Stressfaktor bleibt präsent

Natürlich bringt ein Baby auch eine Menge Stress mit sich – kein Wunder also, dass dein Cortisolspiegel, auch bekannt als das „Stresshormon", nach der Geburt oft erhöht ist. Der ständige Schlafmangel, die neue Verantwortung und die Sorge um das Wohlergehen deines Babys können dein Stresslevel spürbar in die Höhe treiben. Doch keine Panik: Ein gewisser Anstieg von Cortisol ist in dieser Phase völlig normal und sogar hilfreich. Es sorgt dafür, dass du wachsam und aufmerksam bleibst, bereit, auf die Bedürfnisse deines Kindes zu reagieren und in stressigen Situationen handlungsfähig zu sein.

Allerdings ist es wichtig, dass du lernst, mit diesem Stress umzugehen, damit du nicht in eine Dauerstress-Spirale gerätst. Wenn dein Cortisolspiegel dauerhaft hoch bleibt, kann das langfristig negative Auswirkungen auf deine Stimmung, deine Energie und dein allgemeines Wohlbefinden haben. Chronisch hohe Cortisolwerte können zu Reizbarkeit, Erschöpfung und

Konzentrationsproblemen führen – und genau das willst du in dieser ohnehin anspruchsvollen Phase vermeiden.

Um das zu verhindern, ist es entscheidend, bewusste Entspannungspausen und Stressbewältigungstechniken in deinen Alltag einzubauen. Das kann so einfach sein wie kurze Momente der Ruhe, Atemübungen oder Meditation. Auch regelmäßige Bewegung, selbst wenn es nur ein Spaziergang mit dem Kinderwagen ist, hilft dabei, das Stressniveau zu senken und dein Cortisol zu regulieren. Zudem kann es hilfreich sein, Unterstützung zu suchen – sei es durch Gespräche mit deiner Partnerin, Familie oder Freunden. Diese kleinen Pausen geben deinem Körper die Chance, sich zu erholen, und ermöglichen dir, in stressigen Situationen gelassener zu bleiben.

Den Stress nicht zu ignorieren, sondern aktiv dagegen anzugehen, ist der Schlüssel, um dich selbst und deine Familie gesund durch diese intensive Zeit zu bringen. Indem du dich um dein eigenes Wohlbefinden kümmerst, kannst du nicht nur die Herausforderungen des Elternseins besser meistern, sondern auch für dein Baby und deine Partnerin ein stabiler und entspannterer Partner sein.

Der „Papa-Bauch": Wie Hormone deine Körperveränderungen beeinflussen

Du hast vielleicht schon gehört, dass auch Väter nach der Geburt manchmal an Gewicht zunehmen – der berühmte „Papa-Bauch". Das ist tatsächlich kein Mythos! Der sinkende Testosteronspiegel nach der Geburt in Kombination mit den emotionalen Herausforderungen des neuen Alltags kann dazu führen, dass Männer vermehrt zu emotionalem Essen greifen oder einfach weniger aktiv sind. Die hormonellen Veränderungen, die du als frischgebackener Vater durchläufst, haben also nicht nur Auswirkungen auf deine Stimmung und Fürsorglichkeit, sondern auch auf deinen Körper.

Dieser „Papa-Bauch" ist eine ganz normale Reaktion auf die hormonellen Veränderungen und die neue Lebenssituation. Die Prioritäten verschieben sich – dein Fokus liegt jetzt auf der Familie, und es bleibt oft weniger Zeit und Energie für Sport oder gesunde Ernährung. Hinzu kommt, dass emotionaler Stress oder Schlafmangel dazu führen können, dass du eher zu ungesunden Snacks greifst oder Mahlzeiten zwischendurch einfach mal ausfallen lässt, was langfristig auch zu einer Gewichtszunahme beitragen kann.

Mach dir deswegen aber keinen allzu großen Kopf. Es ist völlig in Ordnung und nachvollziehbar, dass du in dieser Phase deines Lebens mit deinem Gewicht und deinem Körper ein wenig zu kämpfen hast. Trotzdem kannst du bewusst gegensteuern, indem du regelmäßige Bewegung und ausgewogene Ernährung in deinen Alltag integrierst. Das bedeutet nicht, dass du gleich ein intensives Trainingsprogramm starten musst – schon kleine Dinge, wie Spaziergänge mit dem Baby, bewusste Pausen zum Essen oder kurze Sporteinheiten, können einen Unterschied machen.

Eine gute körperliche Verfassung hilft dir nicht nur, dich besser zu fühlen, sondern unterstützt dich auch dabei, den Anforderungen deines neuen Alltags als Vater besser gerecht zu werden. Indem du auf dich selbst achtest und bewusst Zeit für deine Gesundheit einplanst, kannst du nicht nur deinem Körper etwas Gutes tun, sondern auch die Energie und Stärke aufbringen, die du brauchst, um für deine Familie da zu sein.

Wie du mit diesen Veränderungen umgehen kannst

Die hormonellen Veränderungen nach der Geburt sind nicht immer leicht zu bemerken, aber ihre Auswirkungen sind real. Hier sind einige Tipps, wie du mit dem „Papa-Zyklus" nach der Geburt umgehen kannst und wie du das Beste aus dieser aufregenden, aber auch herausfordernden Zeit machst:

Akzeptiere die Veränderungen: Es mag seltsam erscheinen, dass deine Hormone nach der Geburt durchdrehen, aber akzeptiere, dass dein Körper und Geist sich auf deine neue Rolle einstellen. Diese Veränderungen sind dafür da, dich als Vater besser zu unterstützen.

Nimm dir Zeit für Selbstfürsorge: Mit dem Anstieg des Cortisolspiegels ist es wichtig, dir bewusst Momente der Entspannung zu gönnen. Atemübungen, kurze Spaziergänge oder sogar ein Nickerchen können Wunder wirken. Denke daran: Auch du brauchst mal eine Pause, um das Stresslevel zu senken.

Fördere die Bindung zu deinem Baby: Jedes Mal, wenn du mit deinem Baby interagierst, wird dein Oxytocin Spiegel erhöht. Nutze diese Momente, um die emotionale Verbindung zu stärken. Körperliche Nähe – sei es beim Füttern, Kuscheln oder Wickeln – stärkt nicht nur die Beziehung, sondern reduziert auch Stress.

Bleib aktiv: Auch wenn die Versuchung groß ist, nach einer schlaflosen Nacht auf der Couch zu versinken, hilft es, körperlich aktiv zu bleiben. Regelmäßige Bewegung hält nicht nur deinen Testosteronspiegel im Gleichgewicht, sondern verbessert auch deine Stimmung und senkt den Stress.

Kommuniziere mit deiner Partnerin: Du bist nicht allein in diesem hormonellen „Shake-up". Rede offen mit deiner Partnerin darüber, wie du dich fühlst, und höre dir auch ihre Gefühle an. Das gegenseitige Verständnis hilft euch, diese Zeit als Team zu bewältigen.

Nach der Geburt verändert sich nicht nur das Leben mit einem Baby – auch dein Körper und deine Hormone stellen sich um. Während dein Testosteron sinkt und dein Prolaktin- und Oxytocin Spiegel steigen, wirst du hormonell auf die Vaterrolle vorbereitet. Diese Veränderungen sind nicht nur nützlich, sondern helfen dir dabei, ein fürsorglicher und präsenter Vater zu sein.

Indem du diese hormonellen Veränderungen akzeptierst und lernst, mit ihnen zu arbeiten, kannst du das Beste aus dieser neuen Phase machen. Es mag sich anfangs ungewohnt anfühlen, aber mit Geduld, Selbstfürsorge und offener Kommunikation wirst du nicht nur ein toller Papa, sondern auch ein starker Partner in dieser aufregenden Lebensphase.

Kapitel 5: Vom Zyklus zur Krise: Hormonelle Tiefpunkte in der Midlife-Crisis

Wie der „männliche Wechsel" deine Gefühle, deine Beziehung und deine Familienplanung beeinflusst. Keine Angst, es gibt Mittel und Wege, den Spielstand wieder auszugleichen!

Irgendwann, wenn du in die mittleren Jahre deines Lebens eintrittst, könnte es passieren: Du schaust in den Spiegel und denkst, „Was ist mit mir los?". Das, mein Freund, ist der Auftakt zur berühmten Midlife-Crisis. Vielleicht greifst du noch nicht zum Sportwagen oder denkst darüber nach, den Job hinzuschmeißen und Rockstar zu werden, aber es gibt hormonelle Veränderungen, die jetzt eine Rolle spielen und viele Männer in eine Krise stürzen können.

In diesem Kapitel schauen wir uns an, wie der „männliche Wechsel" – manchmal auch Andropause genannt – deine Stimmung, deine Beziehung und deine Familienplanung beeinflussen kann. Aber keine Sorge: Es gibt Wege, wie du deinen Hormonhaushalt ausbalancieren und die Midlife-Crisis nicht als Absturz, sondern als Aufschwung erleben kannst.

Der männliche Wechsel: Was ist eigentlich die Andropause?

Die Andropause, oft als das männliche Pendant zur Menopause bei Frauen bezeichnet, verläuft schleichender und weniger abrupt. Im Laufe der Jahre beginnt dein Testosteronspiegel langsam zu sinken – bereits ab dem 30. Lebensjahr geht es jedes Jahr um etwa 1% bergab. Das klingt vielleicht nicht dramatisch, aber die Auswirkungen dieses stetigen Rückgangs können sich im Laufe der Jahre bemerkbar machen und zu einer Reihe von physischen und emotionalen Veränderungen führen.

Während Frauen in der Menopause oft einen recht plötzlichen Hormonumschwung erleben, ist der männliche Wechsel subtiler, aber konstant. Das kontinuierliche Absinken des Testosteronspiegels verläuft so allmählich, dass viele Männer die Veränderungen zunächst kaum bemerken. Die Symptome können sich jedoch im Laufe der Zeit verstärken, was dazu führt, dass viele Männer in ihren 40ern oder 50ern die Auswirkungen spüren.

Zu den häufigsten Anzeichen eines sinkenden Testosteronspiegels gehören verminderte Energie, eine geringere Libido, Muskelabbau, Gewichtszunahme (vor allem am Bauch) sowie Stimmungsschwankungen. Viele Männer fühlen sich möglicherweise weniger motiviert, emotional empfindlicher oder erleben eine Abnahme ihrer körperlichen Leistungsfähigkeit. Auch die Schlafqualität kann durch den sinkenden Testosteronspiegel beeinträchtigt werden, was wiederum zu verstärkter Müdigkeit und Reizbarkeit führt.

Dieser allmähliche Rückgang des Testosterons ist Teil des natürlichen Alterungsprozesses und nichts Ungewöhnliches. Trotzdem ist es wichtig, auf die Signale deines Körpers zu achten und darauf zu reagieren. Ein gesunder Lebensstil – regelmäßige Bewegung, ausgewogene Ernährung und ausreichend Schlaf – kann dazu beitragen, die Auswirkungen der Andropause abzumildern und dein Wohlbefinden zu fördern. In einigen Fällen kann auch der Rat eines Arztes hilfreich sein, um den

Testosteronspiegel zu überprüfen und gegebenenfalls geeignete Maßnahmen zu ergreifen.

Es ist wichtig, die Andropause nicht als plötzliche Krise zu betrachten, sondern als natürlichen Teil des Lebens, bei dem du die Möglichkeit hast, dich bewusst um deine Gesundheit zu kümmern. Indem du deine körperlichen und emotionalen Veränderungen frühzeitig erkennst, kannst du aktiv daran arbeiten, dein Wohlbefinden zu erhalten und die Herausforderungen des Älterwerdens mit Gelassenheit zu meistern.

Symptome der Andropause: Wenn der Motor stottert

Die Veränderungen im Testosteronspiegel wirken sich auf viele Aspekte deines Lebens aus, und manchmal merkst du es erst, wenn du mitten in der Krise steckst. Hier sind einige der häufigsten Symptome:

Verminderte Energie: Du fühlst dich häufiger müde, und deine frühere Begeisterung für Abenteuer und neue Herausforderungen ist wie verflogen.

Libidoverlust: Dein sexuelles Verlangen hat nachgelassen, und die „Spritzigkeit" im Schlafzimmer ist nicht mehr dieselbe. Dies kann sich auf deine Beziehung auswirken und zu Unsicherheiten führen.

Emotionale Tiefpunkte: Stimmungsschwankungen, Reizbarkeit und sogar depressive Verstimmungen können auftreten, da das Testosteron eine entscheidende Rolle in deiner emotionalen Stabilität spielt.

Gewichtsveränderungen: Viele Männer neigen dazu, während der Midlife-Crisis an Gewicht zuzulegen, besonders im Bauchbereich. Das liegt an einem geringeren Testosteronspiegel, der die Fettverteilung und den Muskelabbau beeinflusst.

Konzentrationsprobleme: Plötzlich fällt es dir schwerer, dich auf Aufgaben zu konzentrieren oder Entscheidungen zu treffen. Diese „mentale Müdigkeit" ist ein weiteres Symptom der sinkenden Hormonspiegel.

Wie der Hormonabfall deine Beziehung beeinflusst

Diese hormonellen Tiefpunkte wirken sich nicht nur auf dich selbst aus, sondern auch auf deine Partnerschaft. Ein gesunkener Testosteronspiegel kann zu Spannungen in der Beziehung führen, da du vielleicht weniger Lust auf Intimität hast oder gereizter reagierst. Deine Partnerin bemerkt möglicherweise, dass du emotional weniger zugänglich bist oder dich häufiger zurückziehst.

Zudem können deine Unsicherheiten und die Wahrnehmung des körperlichen Alterns eine Rolle spielen. Manche Männer kompensieren dies, indem sie versuchen, sich „jünger" zu fühlen – das klassische Bild der Midlife-Crisis, bei dem Männer sich in riskante Unternehmungen oder große Veränderungen stürzen, um das Gefühl der Kontrolle zurückzugewinnen.

Familienplanung in der Midlife-Crisis: Was du beachten solltest

Für Männer, die noch eine Familienplanung anstreben oder mit einem späteren Vaterwerden liebäugeln, kann die Midlife-Crisis ein entscheidender Moment sein. Das sinkende Testosteron beeinflusst nicht nur deine

Stimmung, sondern auch deine Fruchtbarkeit. Auch wenn Männer technisch gesehen bis ins hohe Alter zeugungsfähig sind, nimmt die Spermienqualität mit zunehmendem Alter ab.

Wenn du also noch über Nachwuchs nachdenkst, ist es wichtig, die hormonellen Veränderungen im Auge zu behalten und entsprechende Schritte zu unternehmen, um deine Fruchtbarkeit zu unterstützen. Eine gesunde Lebensweise, regelmäßige Bewegung und eine ausgewogene Ernährung können dazu beitragen, deine Spermienqualität zu verbessern und den Testosteronspiegel stabil zu halten.

Die gute Nachricht: Du kannst den Spielstand wieder ausgleichen!

Die Midlife-Crisis ist nicht das Ende des Spiels – es ist einfach nur die Halbzeit. Mit den richtigen Strategien kannst du den Spielstand wieder ausgleichen und gestärkt aus dieser Phase hervorgehen. Hier sind einige Ansätze, um den „Hormoncrash" zu bewältigen:

Ernährung anpassen: Eine Ernährung reich an Zink, Vitamin D und gesunden Fetten kann helfen, deinen Testosteronspiegel zu unterstützen. Vermeide Zucker und verarbeitete Lebensmittel, da sie den Testosteronspiegel weiter senken können.

Regelmäßige Bewegung: Krafttraining ist eine der besten Möglichkeiten, um den Testosteronspiegel zu steigern. Kombiniert mit Ausdauersportarten kannst du so nicht nur deine körperliche Fitness verbessern, sondern auch deine mentale Gesundheit stärken.

Stressmanagement: Der Stresspegel steigt oft in den 40ern und 50ern – sei es durch den Job, die Familie oder andere Verpflichtungen. Hohe Stresslevel erhöhen deinen Cortisolspiegel, was wiederum Testosteron unterdrückt. Methoden wie Meditation, Yoga oder einfache Entspannungsübungen können dir helfen, dein Stressniveau zu senken.

Schlaf nicht unterschätzen: Schlafmangel ist ein Testosteron-Killer. Dein Körper produziert den Großteil deines täglichen Testosterons im Schlaf, daher ist es wichtig, jede Nacht mindestens 7-8 Stunden zu schlafen, um hormonell im Gleichgewicht zu bleiben.

Offen mit deiner Partnerin sprechen: Deine hormonellen Veränderungen wirken sich auch auf deine Beziehung aus. Es ist wichtig, offen mit deiner Partnerin über deine Gefühle und die Veränderungen in deinem Körper zu sprechen. Zusammen könnt ihr Lösungen finden, um diese Phase gemeinsam zu bewältigen.

Hormontherapie in Erwägung ziehen: In einigen Fällen kann eine Testosteronersatztherapie (TRT) helfen, deinen Hormonspiegel wieder ins Gleichgewicht zu bringen. Das ist allerdings ein Schritt, der immer mit einem Arzt besprochen werden sollte. Es ist keine schnelle Lösung, sondern eine gut überlegte Entscheidung, die deine Lebensqualität verbessern kann, wenn der natürliche Testosteronabfall zu stark ist.

Auch wenn die Midlife-Crisis und der hormonelle Abfall wie das Ende der Welt erscheinen mögen, kann sie auch eine Chance sein, dein Leben neu zu überdenken und zu gestalten. Diese Phase zwingt dich, langsamer zu machen, deinen Körper und Geist bewusster wahrzunehmen und die Prioritäten neu zu setzen.

Mit den richtigen Mitteln kannst du den „männlichen Wechsel" bewältigen und gestärkt aus dieser Krise hervorgehen. Anstatt in die klassische Midlife-Crisis-Falle zu tappen, kannst du diese Zeit nutzen, um dich neu zu orientieren – sei es in deiner Beziehung, deiner Karriere oder deinem Familienleben. Der Spielstand mag momentan ausgeglichen sein, aber mit den richtigen Maßnahmen kannst du das Spiel in die Verlängerung bringen – und als Gewinner hervorgehen!

Kapitel 6: Hormone und Sex: Dein persönlicher Matchplan

Wie dein Testosteron den „Kickoff" deines Liebeslebens beeinflusst und wie du mit hormonellen Schwankungen beim Sex clever umgehen kannst.

Es ist Zeit, das Thema auf den Tisch zu bringen, über das alle reden, aber nur wenige wirklich Bescheid wissen: Sex und Hormone. Ja, deine Hormone spielen eine Hauptrolle im Spiel deines Liebeslebens – und Testosteron ist der Kapitän deines Teams. Wenn alles läuft, fühlst du dich wie ein Champion. Aber wenn dein Hormonhaushalt in die falsche Richtung schwankt, kann es sich so anfühlen, als ob dein Spielplan plötzlich durcheinandergeraten ist. In diesem Kapitel schauen wir uns an, wie dein Testosteron den „Kickoff" beeinflusst und was du tun kannst, wenn die Hormone mal gegen dich spielen.

Testosteron: Der Spielmacher im Schlafzimmer

Testosteron ist dein persönlicher „Flügelspieler" im Schlafzimmer – es gibt dir die Power, die Lust und das Selbstvertrauen, um beim Sex richtig loszulegen. Ein gesunder Testosteronspiegel ist nicht nur für deinen Muskelaufbau wichtig, sondern vor allem für deine Libido. Wenn dein Testosteron auf dem richtigen Niveau ist, fühlst du dich energiegeladen, attraktiv und bereit, das Spiel zu beginnen.

Aber wie in jedem guten Spiel hat auch Testosteron seine Auf- und Abphasen. Du erinnerst dich vielleicht an die täglichen Schwankungen: morgens ist dein Testosteronspiegel am höchsten, und du bist bereit, alles zu geben. Das ist der Moment, in dem dein Körper sagt: „Los geht's!" Im Laufe des Tages sinkt der Spiegel jedoch ab, was auch erklärt, warum du abends manchmal eher Lust auf Schlaf als auf eine Runde Romantik hast.

Schwankungen im Hormonhaushalt: Was tun, wenn das Spiel nicht läuft?

Es gibt Tage, an denen dein Testosteron einfach nicht mitspielen will – und das ist völlig normal. Stress, schlechte Ernährung, wenig Schlaf oder einfach ein intensiver Alltag können dafür sorgen, dass dein Hormonspiegel absinkt. Du bist dann vielleicht müde, gestresst oder einfach nicht in der Stimmung für körperliche Nähe. Keine Panik, das bedeutet nicht, dass mit dir etwas nicht stimmt – es ist einfach ein Zeichen, dass dein Körper eine Auszeit braucht.

An solchen Tagen ist es wichtig, geduldig mit dir selbst zu sein und zu erkennen, dass auch Profispieler nicht jedes Spiel gewinnen. Dein „Matchplan" muss also flexibel sein. Statt dich unter Druck zu setzen, dass immer alles perfekt laufen muss, solltest du auf deinen Körper hören und deinem Hormonhaushalt die Chance geben, sich zu erholen.

Sex und Stress: Der „Cortisol-Konter"

Jetzt kommt der Gegenspieler: Cortisol, das Stresshormon. Wenn du zu viel davon im Körper hast, sinkt dein Testosteronspiegel – und das kann deine Libido stark beeinflussen. Cortisol ist der klassische „Torwart", der deinen Testosteronball einfach nicht ins Netz lässt. Stress durch Arbeit, Familie oder andere Faktoren kann dafür sorgen, dass du dich emotional ausgebrannt fühlst und der Gedanke an Sex eher anstrengend als anregend ist.

Was kannst du also tun? Der Schlüssel liegt darin, Stress aktiv zu reduzieren. Regelmäßige Bewegung, Entspannungsübungen oder auch einfach mal eine Auszeit können helfen, deinen Cortisolspiegel zu senken und deinem Testosteron wieder mehr Raum zu geben. Außerdem wirkt Sex selbst stressabbauend: Während des Sex schüttet dein Körper Endorphine und Oxytocin aus, die den Cortisolspiegel senken und dich entspannter und glücklicher machen.

Der „Papa-Modus": Wenn sich Hormone und Lust verändern

Wenn du dich in der Phase des Vaterwerdens oder im neuen Familienleben befindest, wirst du möglicherweise feststellen, dass sich auch dein Hormonhaushalt verändert. Studien zeigen, dass der Testosteronspiegel bei frischgebackenen Vätern oft sinkt, während gleichzeitig das Prolaktin ansteigt. Prolaktin ist das Hormon, das Fürsorgeverhalten fördert – es sorgt also dafür, dass du dich instinktiv mehr um dein Baby kümmerst, anstatt ständig auf „Jagd" zu gehen oder dich auf risikoreiche Aktivitäten zu stürzen.

Dieser hormonelle Wechsel ist völlig natürlich und hat eine wichtige Funktion. Er hilft dir dabei, dich emotional auf deine neue Rolle als Vater einzustellen. Deine Aufmerksamkeit verlagert sich auf die Bedürfnisse deines Kindes und deiner Familie, was dir ermöglicht, präsenter und fürsorglicher zu sein. Doch dieser Wandel kann auch bedeuten, dass deine Libido zeitweise etwas nachlässt. Das liegt daran, dass der sinkende Testosteronspiegel oft mit einem geringeren sexuellen Verlangen einhergeht.

Es ist wichtig, dass du diese Veränderung nicht als Problem ansiehst. Diese Phase ist eine natürliche Anpassung deines Körpers und deines Geistes an die neue Verantwortung und die Herausforderungen des Elternseins. Für dich und deine Beziehung ist das eine Zeit der Umstellung. Statt sich Sorgen zu machen, sollte der Fokus auf Kommunikation liegen. Es ist entscheidend, offen mit deiner Partnerin über diese hormonellen Veränderungen und deren Auswirkungen zu sprechen. Auf diese Weise vermeidet ihr Missverständnisse und könnt gleichzeitig eine liebevolle und intime Beziehung aufrechterhalten.

Indem ihr euch beide bewusst seid, dass diese hormonellen Schwankungen Teil des Vaterwerdens sind, könnt ihr euch besser auf die neuen emotionalen und körperlichen Anforderungen einstellen. Diese Phase wird nicht ewig dauern, und eure Beziehung wird sich durch die gemeinsame Anpassung weiterentwickeln und gestärkt daraus hervorgehen.

Kapitel 7: Training für den Hormonhaushalt: Wie du deine Hormone in Balance hältst

Ernährung, Bewegung und Lebensstil – dein Fitnessplan für ein hormonelles Gleichgewicht und damit für mehr Energie, bessere Laune und eine starke Partnerschaft.

Wenn du bis hierhin gelesen hast, dann weißt du, dass deine Hormone nicht nur für Muskelmasse und Bartwuchs zuständig sind. Sie beeinflussen deine Stimmung, deine Energie, deine Beziehungen – kurz gesagt, dein gesamtes Leben. Die gute Nachricht ist: Du bist nicht machtlos gegenüber deinen Hormonen. Mit der richtigen Ernährung, Bewegung und einem gesunden Lebensstil kannst du deinen Hormonhaushalt in Balance halten und dein Wohlbefinden erheblich steigern.

In diesem Kapitel bekommst du einen Fitnessplan für deinen Hormonhaushalt – eine Art Trainingsprogramm, das dir dabei hilft, deine Hormone zu optimieren, deine Energie zurückzugewinnen und deine Laune zu verbessern. Das Ziel: Ein ausgeglichener Hormonhaushalt, der nicht nur deine körperliche Gesundheit unterstützt, sondern auch deine Partnerschaft und dein gesamtes Lebensgefühl.

Ernährung: Der Treibstoff für deine Hormone

Deine Ernährung spielt eine zentrale Rolle, wenn es darum geht, deine Hormone ins Gleichgewicht zu bringen. Was du isst, hat direkten Einfluss auf die Produktion und Regulation von Hormonen wie Testosteron, Cortisol und Insulin. Hier sind ein paar Ernährungsgrundlagen, die deinen Hormonhaushalt unterstützen:

Gesunde Fette für Testosteron

Testosteron, dein „Starspieler", benötigt gesunde Fette, um optimal produziert zu werden. Fettsäuren wie Omega-3 und Omega-6 sind dabei besonders wichtig. Sie spielen eine zentrale Rolle in der Hormonproduktion und unterstützen die Aufrechterhaltung eines gesunden Testosteronspiegels. Du findest diese wertvollen Fette in Lebensmitteln wie fettem Fisch (zum Beispiel Lachs und Makrele), Nüssen, Samen und Avocados. Auch ungesättigte Fette, die in Olivenöl und Kokosöl vorkommen, sind hervorragend für deine Hormonbalance und sollten regelmäßig auf deinem Speiseplan stehen.

Ein paar praktische Tipps: Integriere regelmäßig Fisch in deine Mahlzeiten, füge Avocados in Salate oder als Brotaufstrich hinzu, und wenn der Hunger zwischendurch kommt, greif lieber zu Nüssen statt zu Chips. Auf diese Weise unterstützt du nicht nur deinen Testosteronspiegel, sondern auch deine allgemeine Gesundheit – und das mit leckeren, nährstoffreichen Lebensmitteln!

Eiweiß für Muskelaufbau und Hormonausgleich

Proteine sind nicht nur für den Muskelaufbau wichtig, sondern auch für die Stabilisierung deines

Hormonhaushalts. Sie helfen, den Insulinspiegel zu regulieren, was wiederum deinen Cortisolspiegel senkt und die Produktion von Testosteron fördert. Gute Eiweißquellen sind mageres Fleisch, Fisch, Eier, Quinoa und Hülsenfrüchte.

Tipp: Plane zu jeder Mahlzeit eine gute Proteinquelle ein. Dein Körper braucht sie, um effizient Testosteron und andere Hormone zu produzieren.

Vitamine und Mineralien: Zink, Magnesium und Vitamin D

Zink und Magnesium spielen eine zentrale Rolle in der Testosteronproduktion. Zink ist in Fleisch, Nüssen und Vollkornprodukten enthalten, während Magnesium in grünem Blattgemüse, Mandeln und Bananen zu finden ist. Vitamin D, das „Sonnenvitamin", ist ebenfalls entscheidend für deinen Testosteronspiegel. Wenn du nicht genügend Sonnenlicht bekommst, solltest du über Nahrungsergänzungsmittel nachdenken.

Tipp: Achte auf eine ausgewogene Ernährung, die diese wichtigen Nährstoffe enthält, oder sprich mit deinem Arzt über geeignete Ergänzungen, wenn du Mängel vermutest.

Vermeide Zucker und raffinierte Kohlenhydrate

Zucker und einfache Kohlenhydrate können deinen Insulinspiegel in die Höhe treiben, was zu einem Ungleichgewicht in deinem Hormonhaushalt führt. Sie sind der Feind eines stabilen Testosteronspiegels und tragen zur Erschöpfung und Stimmungsschwankungen bei.

Tipp: Reduziere den Konsum von zuckerhaltigen Getränken, Weißbrot und verarbeiteten Snacks. Greife stattdessen zu komplexen Kohlenhydraten wie Vollkornprodukten, Quinoa und Haferflocken.

Bewegung: Der beste Booster für deine Hormone

Regelmäßige körperliche Aktivität ist eine der effektivsten Methoden, um deinen Hormonhaushalt zu regulieren. Bewegung beeinflusst fast alle Hormone in deinem Körper positiv – von Testosteron über Insulin bis hin zu Endorphinen, den „Glückshormonen".

Krafttraining für Testosteron

Studien zeigen, dass Krafttraining einer der besten Wege ist, um den Testosteronspiegel zu erhöhen. Übungen wie Kniebeugen, Kreuzheben und Bankdrücken aktivieren große Muskelgruppen und fördern die Produktion von Testosteron. Das ist besonders wichtig, da der Testosteronspiegel mit dem Alter natürlich abnimmt.

Tipp: Integriere Krafttraining mindestens drei Mal pro Woche in deinen Alltag. Ziel ist es, deine großen Muskelgruppen anzusprechen und schrittweise dein Trainingsgewicht zu erhöhen.

Ausdauertraining für den Cortisolausgleich

Während intensives Krafttraining deinen Testosteronspiegel steigert, hilft dir moderates Ausdauertraining, deinen Cortisolspiegel im Griff zu behalten. Aktivitäten wie Joggen, Radfahren oder Schwimmen senken den Stresspegel und sorgen dafür, dass dein Körper nach einem anstrengenden Tag zur Ruhe kommt.

Tipp: Führe mindestens 150 Minuten moderates Ausdauertraining pro Woche durch. Achte darauf, dass du nicht übertrainierst, da exzessives Ausdauertraining den Testosteronspiegel senken kann.

Flexibilität und Entspannung für die Balance

Yoga, Stretching und Atemübungen fördern nicht nur deine Beweglichkeit, sondern helfen auch, Stress abzubauen und dein Hormonsystem zu entspannen. Besonders Yoga fördert den Abbau von Cortisol und die Ausschüttung von Endorphinen, was zu einer besseren Stimmung führt.

Tipp: Baue zwei bis drei Yoga- oder Stretching-Einheiten pro Woche in deinen Trainingsplan ein, um Körper und Geist ins Gleichgewicht zu bringen.

Lebensstil: Kleine Änderungen, große Wirkung

Neben Ernährung und Bewegung spielt dein allgemeiner Lebensstil eine entscheidende Rolle, um deinen Hormonhaushalt in Balance zu halten. Schlaf, Stressmanagement und soziale Verbindungen wirken sich direkt auf deinen Hormonspiegel aus.

Schlaf als Testosteron-Generator

Schlaf ist der Schlüssel zu einem ausgeglichenen Hormonhaushalt. Dein Körper produziert den größten Teil deines Testosterons in der Tiefschlafphase. Schlafmangel führt zu einem drastischen Abfall des Testosteronspiegels und kann die Cortisolproduktion in die Höhe treiben.

Tipp: Strebe 7–8 Stunden Schlaf pro Nacht an. Schaffe dir eine ruhige Schlafumgebung, indem du Bildschirme eine

Stunde vor dem Schlafengehen vermeidest und auf eine entspannende Schlafroutine achtest.

Stressabbau für weniger Cortisol

Chronischer Stress ist der Feind eines gesunden Hormonhaushalts. Hoher Stress führt zu einem Anstieg des Cortisols, was wiederum deinen Testosteronspiegel senkt und zu Müdigkeit, Gereiztheit und Konzentrationsschwierigkeiten führen kann.

Tipp: Finde Entspannungsmethoden, die für dich funktionieren, wie Meditation, Atemtechniken oder einfach Zeit für dich selbst. Selbst kurze Pausen im Alltag können helfen, das Stresslevel zu senken.

Soziale Verbindungen stärken

Oxytocin, das „Kuschelhormon", spielt eine große Rolle in deiner emotionalen Gesundheit. Positive soziale Interaktionen, körperliche Nähe zu deinem Partner und gute Freundschaften fördern die Ausschüttung dieses Hormons und stärken dein allgemeines Wohlbefinden.

Tipp: Nimm dir bewusst Zeit für soziale Aktivitäten und pflege deine Beziehungen. Ob ein entspannter Abend mit Freunden oder eine liebevolle Umarmung – diese Momente stärken deine hormonelle Balance.

Dein Hormonhaushalt ist ein komplexes System, das durch Ernährung, Bewegung und Lebensstil beeinflusst wird. Indem du deinen Körper gut behandelst, kannst du dein hormonelles Gleichgewicht unterstützen und gleichzeitig dein Wohlbefinden, deine Stimmung und deine Beziehungen verbessern. Der Schlüssel liegt darin, langfristige Veränderungen in deinem Alltag zu integrieren – kleine Schritte, die eine große Wirkung haben.

Mit diesem Fitnessplan für deinen Hormonhaushalt bist du bestens ausgestattet, um deine Energie zurückzugewinnen, deine Laune zu stabilisieren und eine starke Partnerschaft zu pflegen. Trainiere nicht nur deinen Körper, sondern auch deine Hormone – sie sind der Schlüssel zu einem gesunden, glücklichen und ausgeglichenen Leben.

Kapitel 8: Rolle der Gesellschaft und Kultur

Die Rolle der Gesellschaft und Kultur hat einen entscheidenden Einfluss darauf, wie Männer ihren Zyklus wahrnehmen und damit umgehen. In vielen Kulturen sind die Erwartungen an Männlichkeit stark ausgeprägt und oft durch stereotype Vorstellungen geprägt. Männer sollen als stark, unabhängig und emotionslos gelten. Diese kulturellen Normen tragen dazu bei, dass viele Männer sich nicht trauen, über ihre Gefühle oder die Auswirkungen hormoneller Veränderungen zu sprechen. Stattdessen wird ihnen oft vermittelt, dass sie ihre Emotionen unter Kontrolle halten und Schwäche vermeiden sollten.

Diese gesellschaftlichen Erwartungen können tiefgreifende Auswirkungen auf das individuelle Wohlbefinden haben. Männer, die mit hormonellen Schwankungen kämpfen oder sich emotional herausgefordert fühlen, neigen möglicherweise dazu, ihre Gefühle zu ignorieren oder zu unterdrücken. Sie könnten glauben, dass es nicht akzeptabel ist, über ihre innere Verfassung zu sprechen, aus Angst, als schwach oder unfähig wahrgenommen zu werden. Diese Zurückhaltung kann zu einem isolierten

Gefühl führen und dazu beitragen, dass emotionale Probleme nicht angesprochen werden.

Darüber hinaus beeinflussen diese Erwartungen auch die Dynamik in Beziehungen. Partnerinnen können Schwierigkeiten haben, die emotionalen Veränderungen bei ihren Partnern zu verstehen, was zu Missverständnissen und Spannungen führen kann. Wenn Männer nicht in der Lage sind, ihre Erfahrungen zu artikulieren, kann dies die Qualität ihrer Beziehungen beeinträchtigen und den Druck erhöhen, den sie selbst empfinden. Ein Kreislauf entsteht, in dem emotionale Probleme sowohl individuell als auch relational verstärkt werden.

Um dieser Problematik entgegenzuwirken, ist es unerlässlich, das Thema männlicher Emotionen und hormoneller Veränderungen zu Entstigmatisierung. Ein offener Dialog ist entscheidend, um das Bewusstsein zu schärfen und Männer zu ermutigen, ihre Erfahrungen zu teilen. Dies erfordert eine aktive Auseinandersetzung mit den bestehenden kulturellen Normen, die Männer in ihrer Emotionalität einschränken. Bildung und Aufklärung sind hier zentrale Werkzeuge. Durch Workshops, Seminare und öffentliche Diskussionen kann das Bewusstsein für den männlichen Zyklus und die damit verbundenen Herausforderungen gestärkt werden.

Das Ziel dieser Bemühungen sollte es sein, eine Kultur zu schaffen, in der männliche Emotionen und hormonelle Veränderungen anerkannt und akzeptiert werden. Wenn Männer das Gefühl haben, dass es in Ordnung ist, über ihre Gefühle zu sprechen, können sie ein gesünderes und erfüllteres Leben führen. Die Entstigmatisierung des

Themas kann auch dazu beitragen, dass Männer sich ermutigt fühlen, Hilfe zu suchen, sei es in Form von Therapie, Gesprächen mit Freunden oder Unterstützung durch ihre Partnerinnen.

Ein offener Dialog über den männlichen Zyklus und seine Auswirkungen hat weitreichende Vorteile. Er fördert nicht nur das individuelle Wohlbefinden der Männer, sondern verbessert auch die Dynamik in Beziehungen. Wenn Partnerinnen und Partner bereit sind, über ihre Emotionen zu sprechen, entstehen tiefere Verbindungen und ein besseres gegenseitiges Verständnis. Diese Veränderungen können zu einer gesünderen, empathischeren Gesellschaft führen, in der Männer nicht nur als starke Figuren, sondern auch als emotional komplexe Wesen wahrgenommen werden.

Insgesamt erfordert die Förderung eines offenen Dialogs über männliche Emotionen und Hormone eine gesamtgesellschaftliche Anstrengung, um die Vorstellungen von Männlichkeit neu zu definieren und eine Umgebung zu schaffen, in der Männer sich sicher fühlen, ihre Erfahrungen zu teilen und Unterstützung zu suchen.

Kapitel 9: Forschung und Mythen

Im Bereich der Forschung über den männlichen Zyklus gibt es in den letzten Jahren zunehmend Interesse und Fortschritte. Während der weibliche Zyklus lange im Mittelpunkt der wissenschaftlichen Betrachtung stand, rückt nun auch das Verständnis der hormonellen und emotionalen Schwankungen bei Männern in den Fokus. Aktuelle wissenschaftliche Erkenntnisse zeigen, dass Männer, ähnlich wie Frauen, hormonelle Zyklen durchlaufen, die sich auf ihre Stimmung, Energie, Sexualität und sogar ihr Verhalten auswirken können.

Ein zentrales Hormon, das bei Männern eine bedeutende Rolle spielt, ist Testosteron. Studien haben ergeben, dass die Testosteronspiegel bei Männern nicht konstant sind, sondern sich im Laufe des Tages sowie über längere Zeiträume hinweg ändern können. Diese Schwankungen können mit verschiedenen physiologischen und psychologischen Veränderungen verbunden sein. Beispielsweise zeigt die Forschung, dass Männer zu bestimmten Zeiten im Jahr, häufig im Frühling, höhere Testosteronwerte aufweisen, was sich in einer gesteigerten Libido und erhöhtem Energieniveau äußern kann. In diesen Zyklen können auch die sozialen Interaktionen und die Fähigkeit, Beziehungen zu bilden, beeinflusst werden.

Trotz der wachsenden Forschung gibt es jedoch viele Mythen und Missverständnisse über den männlichen Zyklus, die es zu entlarven gilt. Ein verbreiteter Mythos besagt beispielsweise, dass Männer keine hormonellen Schwankungen erleben und somit weniger emotional anfällig sind als Frauen. Diese Vorstellung ist nicht nur irreführend, sondern kann auch dazu führen, dass Männer ihre eigenen emotionalen Herausforderungen nicht ernst nehmen. Studien haben gezeigt, dass hormonelle Veränderungen bei Männern genauso real sind und signifikante Auswirkungen auf ihre Lebensqualität haben können.

Ein weiteres Missverständnis ist, dass Männer in der Lage sind, ihre Emotionen jederzeit zu kontrollieren und dass eine gewisse Emotionalität als Schwäche angesehen wird. Diese Annahme kann dazu führen, dass Männer ihre Gefühle unterdrücken, was langfristig zu Problemen wie Angst, Depression und Stress führen kann. Die Aufklärung über die Realität des männlichen Zyklus kann helfen, diese Mythen zu widerlegen und ein gesundes Verständnis für die emotionale und physiologische Komplexität von Männern zu fördern.

Ein wichtiger Aspekt der Aufklärung über den männlichen Zyklus ist die Rolle von Bildung und Kommunikation. Es ist entscheidend, dass Männer über ihre eigenen biologischen Prozesse informiert sind und die Ermutigung erfahren, über ihre Gefühle und Erfahrungen zu sprechen. Dies kann nicht nur ihre eigene Gesundheit und ihr Wohlbefinden fördern, sondern auch dazu beitragen, das Stigma rund um das Thema Männlichkeit zu überwinden.

Darüber hinaus sollte die Wissenschaft weiterhin an der Erforschung der Zusammenhänge zwischen Hormonen, Emotionen und Verhalten bei Männern arbeiten. Die Generierung neuer Erkenntnisse kann dazu beitragen, individuelle Unterschiede zu verstehen und personalisierte Ansätze für das Wohlbefinden zu entwickeln. In diesem

Kontext spielt auch die Rolle von Fachleuten, wie Psychologen und Therapeuten, eine bedeutende Rolle, indem sie Unterstützung bieten und aufklären, um das Verständnis über den männlichen Zyklus zu vertiefen.

Zusammenfassend lässt sich sagen, dass die aktuellen wissenschaftlichen Erkenntnisse über den männlichen Zyklus sowohl neue Perspektiven eröffnen als auch bestehende Mythen entlarven. Es ist wichtig, die Wahrheit über die hormonellen Schwankungen und ihre Auswirkungen zu kommunizieren, um Männern zu helfen, sich selbst besser zu verstehen und ein gesundes emotionales Leben zu führen. Indem wir das Bewusstsein schärfen und offene Gespräche fördern, können wir dazu beitragen, die gesellschaftlichen Normen zu verändern und einen positiven Dialog über Männlichkeit und Emotionen zu etablieren.

Schlusswort: Dein persönlicher Hormonkodex

Was du aus diesem Buch mitnehmen kannst und wie du dein Leben hormonell auf Top-Niveau bringst – ohne jeden Monat ein Drama zu veranstalten.

Glückwunsch! Du hast dich durch die Geheimnisse deines Hormonhaushalts gekämpft, bist dem Mythos der Midlife-Crisis auf den Grund gegangen und hast gelernt, wie du dich selbst – und vielleicht auch deine Partnerin – hormonell besser verstehst. Jetzt bist du bestens ausgerüstet, um dein Leben hormonell auf Top-Niveau zu bringen, ohne jeden Monat in ein hormonelles Drama zu schlittern.

Was kannst du aus diesem Buch mitnehmen? Du hast gelernt, dass deine Hormone dich nicht komplett kontrollieren müssen – du kannst mit ein paar cleveren Tricks und einer gesunden Lebensweise die Oberhand behalten. Du hast gesehen, wie deine Hormone nicht nur deinen Körper, sondern auch deine Emotionen, deine Energie und sogar deine Beziehungen beeinflussen. Und du weißt jetzt, dass Hormone keine „Frauensache" sind – auch als Mann fährst du eine tägliche, monatliche und sogar lebenslange Hormon-Achterbahn.

Hier sind die wichtigsten Lektionen, die du dir für dein hormonelles Wohlbefinden merken solltest:

Testosteron ist dein bester Freund – behandle es gut

Testosteron ist nicht nur für deine Muskeln und deinen Bart verantwortlich – es treibt deine Energie, deinen Ehrgeiz und dein sexuelles Verlangen an. Halte es im Gleichgewicht, indem du gut schläfst, dich gesund ernährst und regelmäßig Sport treibst. Aber denk daran, dass auch weniger

Testosteron kein Weltuntergang ist – manchmal bringt es dich sogar näher an deine Familie und sorgt dafür, dass du dich emotional auf sie einlassen kannst.

Cortisol ist dein Stressfeind – lass es nicht gewinnen

Stress ist unausweichlich, aber du hast gelernt, wie du dein Stresslevel kontrollieren kannst, damit es nicht dein Testosteron sabotiert und dich in ein hormonelles Chaos stürzt. Indem du Entspannungsmethoden wie Meditation oder Yoga in deinen Alltag integrierst, kannst du Cortisol in Schach halten und deine Hormone wieder ins Gleichgewicht bringen.

Prolaktin und Oxytocin – deine geheimen Superkräfte

Vielleicht wusstest du es vorher nicht, aber diese beiden Hormone sind die Schlüssel zu deinem „Papa-Modus" und zu starken Beziehungen. Prolaktin macht dich zu einem fürsorglichen Vater und Partner, während Oxytocin dafür sorgt, dass du emotionale Nähe erlebst. Kuscheln, Zeit mit deiner Familie verbringen und die kleinen Momente des Lebens genießen – all das stärkt deine Bindung und hebt gleichzeitig deine Stimmung.

Ernährung und Bewegung: Die Säulen deiner hormonellen Gesundheit

Die richtige Ernährung und regelmäßige Bewegung sind keine geheimen Zaubertricks, sondern bilden das Fundament für dein hormonelles Wohlbefinden. Eine ausgewogene Ernährung, die gesunde Fette, Proteine und wichtige Vitamine enthält, hilft deinem Körper, Hormone wie Testosteron, Insulin und Cortisol im Gleichgewicht zu halten. Gesunde Fette, etwa aus Avocados, Nüssen und

Fisch, unterstützen die Hormonproduktion, während Proteine aus magerem Fleisch, Eiern und pflanzlichen Quellen wie Quinoa und Hülsenfrüchten die Muskelmasse aufbauen und die Stoffwechselprozesse regulieren. Vitamine wie Vitamin D und Zink spielen eine zentrale Rolle bei der Optimierung deines Hormonspiegels.

Genauso wichtig wie die Ernährung ist regelmäßige Bewegung. Krafttraining hilft dir dabei, deinen Testosteronspiegel zu steigern und Muskelmasse zu erhalten, während Ausdauertraining deinen Cortisolspiegel senkt und Stress abbaut. Durch die Kombination aus beidem unterstützt du nicht nur deine körperliche Fitness, sondern auch dein hormonelles Gleichgewicht.

Kleine Veränderungen im Alltag, wie das Einbauen von kurzen Spaziergängen oder die Reduzierung von verarbeiteten Lebensmitteln, können bereits große Auswirkungen haben. Sie tragen dazu bei, dein Energieniveau zu erhöhen, deine Stimmung zu stabilisieren und deine Vitalität zu verbessern. Indem du diese Grundprinzipien für deine Ernährung und Bewegung umsetzt, schaffst du eine solide Basis, die dir hilft, hormonelle Schwankungen auszugleichen und dich insgesamt besser zu fühlen.

Kommunikation ist das A und O

Hormone sind viel mehr als nur biochemische Substanzen, die in deinem Körper herumschwirren – sie beeinflussen direkt, wie du dich fühlst, wie du reagierst, und sogar, wie du mit anderen Menschen interagierst. Besonders in einer Partnerschaft spielen Hormone eine bedeutende Rolle, da sie nicht nur dein Verhalten, sondern auch deine emotionale Verfügbarkeit und deine Stimmung steuern. Wenn du verstehst, wie deine eigenen Hormonschwankungen und die deiner Partnerin auf euch beide wirken, kannst du bewusst auf die Herausforderungen, die durch hormonelle Veränderungen entstehen, eingehen.

In einer Beziehung wirken eure beiden Hormonsysteme oft gleichzeitig, und das kann sowohl positive als auch negative Effekte haben. Nehmen wir als Beispiel dein Testosteron und das Östrogen deiner Partnerin. Wenn dein Testosteron hoch ist, fühlst du dich energisch, selbstbewusst und vielleicht sogar abenteuerlustig. Aber wenn ihr Hormonspiegel in der prämenstruellen Phase niedrig ist, könnte sie gereizt, müde oder emotional belastet sein. Diese Unterschiede in euren Hormonschwankungen können Missverständnisse verursachen, wenn ihr nicht wisst, was gerade in eurem Körper vor sich geht. Du könntest ihr aufgeschlossen begegnen, während sie gerade emotionale Unterstützung braucht, oder umgekehrt.

Offen über diese hormonellen Schwankungen zu sprechen, ist entscheidend, um Missverständnisse zu vermeiden. Anstatt zu vermuten, dass sich der Partner „einfach nur komisch verhält", hilft es, zu erkennen, dass hormonelle Veränderungen oft die Ursache sind. Wenn du zum Beispiel weißt, dass du in einer Phase bist, in der dein Testosteron niedrig ist und du dich müde und weniger motiviert fühlst, kannst du dies kommunizieren, um Missverständnisse zu vermeiden. Genauso kann sie dir erklären, dass ihre emotionale Empfindlichkeit gerade in Verbindung mit ihren

Hormonen steht. Dadurch vermeidet ihr unnötige Konflikte und könnt mehr Verständnis füreinander aufbringen.

Wichtig ist, dass ihr euch als Team seht, das gemeinsam durch diese hormonellen Höhen und Tiefen navigiert. Anstatt in stressigen Momenten auf Distanz zu gehen oder unbewusst auf die Stimmung des anderen zu reagieren, könnt ihr durch Offenheit und Geduld die Situation entschärfen. Das bedeutet, dass ihr euch gegenseitig Raum gebt, wenn es nötig ist, und dass ihr bewusst füreinander da seid, wenn Unterstützung gefragt ist. Wenn ihr beide wisst, dass bestimmte Verhaltensweisen hormonell bedingt sind, könnt ihr eine liebevollere und verständnisvollere Atmosphäre schaffen, in der hormonelle Schwankungen nicht als Problem, sondern als Teil eures gemeinsamen Lebens gesehen werden.

Das Bewusstsein über hormonelle Zyklen – sowohl deine eigenen als auch die deines Partners – ermöglicht es euch, eure Beziehung auf einer tieferen Ebene zu verstehen und zu stärken. Anstatt nur auf die Oberfläche der Emotionen zu schauen, geht es darum, die zugrunde liegenden körperlichen Prozesse zu erkennen und mit diesen bewusst umzugehen. So könnt ihr gemeinsam harmonischer durch die verschiedenen Phasen eurer Beziehung navigieren und vermeidet unnötigen Stress und Konflikte.

Nimm deine Midlife-Crisis als Herausforderung an

Die Midlife-Crisis ist keine Katastrophe, sondern eine Chance, dein Leben neu zu ordnen und dich selbst besser zu verstehen. Mit dem Wissen über deine hormonellen Veränderungen kannst du diesen Lebensabschnitt nutzen, um neu durchzustarten, anstatt in Krisenstimmung zu verfallen. Es geht darum, deinen Spielstand wieder auszugleichen und mit neuen Zielen und frischem Selbstbewusstsein in die nächste Phase deines Lebens zu starten.

Deine Hormone sind zwar mächtig, aber du hast die Mittel, um sie in Balance zu halten. Indem du bewusste Entscheidungen für deine Gesundheit triffst, Stress vermeidest, gut isst und regelmäßig trainierst, kannst du nicht nur dein hormonelles Wohlbefinden steigern, sondern auch dein ganzes Leben in Topform bringen. Und das Beste: Du kannst das alles erreichen, ohne jeden Monat ein Drama zu veranstalten.

Du hast jetzt deinen persönlichen Hormonkodex – einen Fahrplan für mehr Energie, bessere Laune und eine stärkere Partnerschaft. Mach dir bewusst, dass das Leben aus hormonellen Zyklen besteht, und nutze dieses Wissen, um das Beste daraus zu machen. Dein Hormonhaushalt ist kein Mysterium mehr, sondern ein Werkzeug, mit dem du bewusst arbeiten kannst.

Also schnall dich an, halte deinen Hormonkodex bereit und meistere das Leben mit all seinen Höhen und Tiefen. Du bist bestens vorbereitet – jetzt liegt es an dir, das Spiel zu gewinnen!

Impressum

Titel: Auch Männer haben Zyklus
Autor/in: Sabrina Schiffers
Verlag: Selbstverlag
Adresse: Zum Rosental 30, 52428 Julich
ISBN: 9798343752939
Erscheinungsjahr: 2024
Copyright: Copyright © 2024 Alma Arnold
Druckort: Amazon kdp
E-Mail: almaarno@gmx.de

9 798343 752939